康平傷寒論

汉·张仲景 著
熙霞子 姚建飞 整理

全国百佳图书出版单位
中国中医药出版社
·北京·

率真書齋

康平傷寒論出版說明

此次出版康平傷寒論，以民國時期上海千頃堂書局發行古本康平傷寒論為底本進行校排。其中未收錄此書開篇中的陸序，範序，李序，僅留葉橘泉序。在校排過程中參考一九八八年湖南科技出版社出版古本康平傷寒論，日本手抄本和氣氏傷寒論，日本漢方醫學會出版部於昭和十二年發行康平本傷寒論。此本在唐時由空海大師傳入日本，隱傳於寺廟，內容保存完好，較之明清諸本更善，為日本漢方醫學之濫觴。後由葉橘泉先生得之於大塚敬節，再加精校後於國內出版。原書文中小字批註皆採用彩色印刷，為他本所無，乃參校，深研傷寒之利器。

率真書齋庚子年仲冬月

叶序

中國醫藥之最有價值而為近世科學醫界所推崇者。厥惟張仲景之傷寒論。是書當成於漢建安十餘年（公曆二〇七八年之間）距今已一千七百三十餘年矣。西晉永嘉（懷帝）之亂。書已散佚。太醫令王叔和（公曆二百六十餘年之間）搜集撰次。復加闡釋。以傳於世。晉漢相距尚近（祗六十餘年）雖非仲景原本。尚得窺見其大概焉。中經五胡之亂。其書復晦。又為江南諸師所祕。傳者益尟。故初唐孫思邈撰千金要方。未獲其書。後幸得之。始采入翼方。逮宋開寶中（公曆九百七十餘年間）高繼沖編錄傷寒論獻進。藏諸祕府。未加校正。至治平熙寧間（公曆一千〇六十七八年）英宗召天下儒臣校理醫籍。高保衡孫奇林億諸人與焉。傷寒論郎經諸公校正以劉版行世。是為宋本。而仲景之學復行於世。未幾又以靖康之亂。中原雲擾。文物墜地。其書又在若存若亡之間。南宋迄元。未聞重刊。至明萬曆間。虞山趙開美得宋本。遂覆刊之。文字端好。頗存治平之舊。趙刊至今又三四百年。其書已稀如星凰。除東國楓山祕府藏有一部外。國內惟吾友范行準先生有其書。至民國初年。惲鐵樵氏影印傷寒論。號稱明趙開美本。實則原本為日本安政間掘川濟氏據秘府藏本所覆刊者。惲氏固未見趙刻原書耳。聊攝成無己（無己聊攝人也。後聊攝合併於金故為金人）著傷寒論註解。附傷寒明理論三卷。論方一卷。是為成本。然傳本輾轉篡改。已失原書之舊。前人已有議其失矣。我國傷寒論之存世者。惟宋本成本為善。而文字猶多疑義。蓋自西晉迄北宋。傳鈔既久。錯亂羼雜割裂竄補。已失叔和撰次之眞面目也。予近得日本所藏康平傷寒論。與通行本大異。殆係叔和撰次之眞本。其書原文每葉十六行。行十四五字不等。中間有嵌註。有旁書。又有闕字以□示之。又太陽病之爲大陽病。四逆湯之為回逆湯。眞武湯之為玄武湯等。均可為自來註家懷疑莫決之答案。又仲景自序前後文氣之不同。註家頗有疑非一人之手筆者。亦莫能決其疑。讀是本。始知自序原文至若能尋余所集思過半矣。為止。夫天佈五行以運萬類云云。為叔和之附註。仲景序原文每行十五字。此附註為每行十三字。另成一段。釐然分明明分段目也。且辨脈平脈。及辨不可發汗病以下諸篇。諸家多以為叔和增益。此本乃無此諸篇。知增益者非叔和。而為後世人也。居今日而言傷寒論。千七百餘年前仲景之原文固已殘缺淆亂。而千六百年前王叔和撰次之本。數百年來亦不獲覩其真面目。學者於傷寒論破碎支離之處。輒歸咎於叔和。叔和實不任其咎也。嗚呼傳仲景之道者惟叔和。續叔和之緒者則東邦人士之力為多。而大塚敬節君則宏大其道者也。是書東傳。在大寶以前。抑天平以後雖不可考。驗其行式。猶存唐卷子本之舊。書尾有丹波雅忠跋。彼邦又別有稱和氣氏古本傷寒論者。與本書同文異名。蓋康平後三百餘年有和氣嗣成跋其後。故別題是名。嗣成之先人淸麿。國之耆宿。好學重醫。以其采邑資大學。

建文庫。搜集經史百家書。子孫承之。其後代顯於醫者甚多。與丹波氏兩兩相倚。大開其道云。今大塚氏獲是書。喜其純古知為利根川濟氏遺物。復搜尋其他藏本得和氣氏古本傷寒論（均屬傳寫之卷子本）精密校正。其主旨在存古式。故行數字。數。旁書。嵌註。一一悉存其舊。而於上欄詳註諸本之異同。其傳道之苦心。為學之忠誠。殊堪敬佩。橋於二十年來。寢饋於仲景之學。每興善本難得之歎。今蒙大塚君以其校註古本康平傷寒論交換拙著。驟得是書。如獲至寶。而驚喜不寐。函商大塚君為之重印於吾國。以廣流傳。幸承慨諾。復贈予原抄本。故雖於百物勝貴紙張奇昂之今日。勉力設法付印。仲景之道統及叔和之傳衍。於我國旨昧已八九百年。今竟獲珠還合浦。其中殆有數存焉。爰敘其涯略於此。或曰。我國之古本何竟失於我而傳於彼。曰。此蓋一因於彼邦開國以來國內戰爭之事尚尠。不若我國之多經烽煙。一因於日人好學重醫。朝野上下如出一轍。同溯既往。環覩現狀。誠令人不禁興無限之感慨也。是為序。

公元一九四六年十月　　吳興葉橘泉書於蘇州西美巷存濟醫盧

例言

一本書題曰康平傷寒論。又別有稱和氣氏古本傷寒論者。其是同文異題。蓋康平中丹波雅忠跋卷尾。厥後叁百餘年。貞和中和氣嗣成跋其次所以有是題名

一在昔方技家之有道也。會乎意。傳乎神。存術其人。故雖有書傳。非得心授。則不能通曉其用。傳云。漢時張仲景集成醫方藥術。及至魏晉之代。其子弟散居湖江之間。岐徑支分。漸喪眞傳。於是晉大醫令王叔和。選次之。以傳於世。選次者。謂選敘以承續其次也。從是之後。六朝之頽亂。佛巫糝方技百家。而過李唐。迄趙宋。殘籍混溷。殆無存眞

本。故。諸家之纂輯校註。邈邈爾。恰如探夢。捕捉其難。予賴獲本書。竊參較之。其有竄入。有僞托。有闕文。有僭補。有轉倒。有刻削者。截然而分。嗚呼。張氏之傳。其存于此耶。否耶

一晉宋之史已。記我通聘之事。及李唐興。經史百家之學術。多入于我。而醫方藥術。漸致其盛矣。按延曆弘仁之際。和氣淸麿。以一國之者宿。好學重醫。以其采邑。供大學之資。建文庫。蒐集經史百家書。子孫承及延喜之後。顯於醫者甚多。與國醫丹波氏。兩兩相倚。大開其道云。本書存於我者。豈爲無因由于此乎

一晚唐五季之間。方技百家。多喪其傳。雖有書傳。謬妄僞托。不足置信。

迨趙宋之時，古書之纂修補訂大起，乃開寶中，高繼沖編録傷寒論，後英宗命儒臣纂修醫籍，高保衡、孫奇、林億等校定傷寒論，其書今不傳，後世以明趙開美所梓行者，稱諸宋本，固非有信據也。又别有金人成無己之註解本，稱成本傷寒論，蓋開美刻本則録加減之方各條下，無己註本集之附卷尾，其章句文字，雖有異同，亦是鈍騾雌雄之辨而已

一國朝慶元之後，明人船載醫藥百家書者漸多，然醫家皆難讀解，及明醫鄭一元來長崎講習診方藥術，金匱、千金、脈經、外臺之諸書大行于世，從是讀誦講論競起，然金匱玉函經，雖謂前唐之遺典，對較

諸千金翼方則。或同其引例。幾不留一超見。而金匱要略。脈經。外臺祕要諸書。亦皆據宋後之傷寒論。爲其說。混溷古義者。比比皆然。而醫家各立門戶之見。相競註疏論補傷寒論至襍然以百數。其稱古方派。稱近方派。稱折衷派。稱韓方。稱和方。釣名漁利之術。不猾其眞者幾罕。予仍參較考覈。辨異同於欄外

一本書之傳來。在大寶以前耶。將在天平以後耶。固不可考之。然。襲藏傳寫。以及康平之時。依然存其古態式。一丁十六行。行十五字。間有十四字及十三字。嵌註旁書極分明。闕字以□示之。自足窺晉代之遺型。予今參較之宋後之諸本。其旁書嵌註。多混入本文。闕處有濫

補有剗削傷意滅義者。不爲尠。又有分一章爲二三章者。有合二三章爲一章者。有轉倒次序者。後世人。古書改竄之罪。信不爲輕也

一辨脈法。平脈法。及辨不可發汗病脈證并治以下諸篇。註家多是爲王叔和所增益。然本書不揭此諸篇。乃可知增益之者。非叔和而爲後世人也。又諸本皆大陽病作太陽病。四逆湯作回逆湯。玄武湯作眞武湯之類頗多。且章句或有增損。或剩。或鴃。一一辨之欄外

一本書之刻。專在存古態式。故行數字數。旁書嵌註。一莫所改竄。但加之句讀添目次者。予之婆心。供初學之便而已

一上欄隨便。以本書稱原本。隨俗稱。以趙開美梓行本稱宋本。以成無

己註本稱成本。以金匱玉函經稱玉函。以金匱要略。稱金匱。而稱坊本者。坊間傷寒論之雜籍也

一本書係川越利根川尙方氏遺藏。予獲之參較他家藏本一部。及和氣氏古本傷寒論二部。皆是傳寫之舊本。子午亥豕之訛。修訂難盡。博雅君子。幸諒之。聞。利根川尙方氏。幕末之人。有國玉醫則。神遺方發揮之著。以和方爲一家云

昭和丁丑立春　大塚敬節拜識

附重印例言

一重印本書時之校對。係依據大塚敬節氏之校印本。及同氏所得之古抄本兩書。原本均爲每頁兩面十六行。行十五字及十四字十三字者。今改爲每頁二十四行。行二十七字。及二十六字。二十五字者。以紙價太昂。故節省不必要之篇幅外。他如旁書。附註。嵌註。闕號。及章法。眉註等。悉如原式。絶不敢妄參己意。略有變更。

一因求保存原來面目。故其中有明明錯誤之字。如豉梔豉湯等。及大塚氏眉註之有錯誤處。悉仍其舊。惟間加按語而已。

一本書校印時。承西安黃竹齋同志惠贈其所校印白雲閣藏本仲景十二稿傷寒雜病論。因加校註其異同之處於書眉。

一康平原書。承范行準先生之校閱。以硃書小紙粘附書端者數處。因亦註於書眉。

一余得是書。適在蘇垣淪陷期間。物資悉被統制而缺乏。故待勝利後付印。詎料物價依然繼續增高。且是書又須依照舊鈔本格式。旁註。夾註。並加眉註等。而排印工資倍蓰於尋常書本。因付印之困難重重而蹉跎時日。幸承同志李疇人兄熱心協助。合作印行。同時並蒙書畫家費新我先生鼎力介紹上海光藝印刷廠。復承該廠錢君匋王艮生先生等。在予以便利。得以出版。并以此誌謝。

一本書承余雲岫先生賜予校讀。陳郁。陸淵雷。范行準。宋大仁。洪貫之。諸先生撰賜序跋。並誌謝忱。

中華民國三十六年歲在丁亥季秋葉橘泉謹識

康平傷寒論目次

序
傷寒例
辨大陽病　痙濕暍
辨大陽病
桂枝湯
桂枝加葛根湯
桂枝加附子湯
桂枝去芍藥湯
桂枝去芍藥加附子湯
桂枝麻黃各半湯
桂枝二麻黃一湯
桂枝二越婢一湯

桂枝去桂加茯苓白术湯　甘草乾姜湯

辨大陽病

葛根湯　葛根加半夏湯

葛根黃芩黃連湯　麻黃湯

大青龍湯　小青龍湯

桂枝加厚朴杏子湯　桂枝加芍藥生姜人參新加湯

麻黃杏仁甘草石膏湯　桂枝甘草湯

茯苓桂枝甘草大棗湯　厚朴生姜半夏甘草人參湯

茯苓桂枝白术甘草湯　芍藥甘草附子湯

茯苓四逆湯
調胃承氣湯
五苓散
茯苓甘草湯
梔子豉湯
梔子甘草豉湯
梔子生姜豉湯
梔子厚朴湯
梔子乾姜湯
乾姜附子湯
小柴胡湯
小建中湯
大柴胡湯
柴胡加芒硝湯
桃核承氣湯
柴胡加龍骨牡蠣湯
桂枝去芍藥加蜀漆牡蠣龍骨救逆湯

桂枝甘草龍骨牡蠣湯　抵當湯
抵當丸

辨大陽病　結胸

大陷胸湯　大陷胸丸
小陷胸湯　文蛤散
白散　柴胡桂枝湯
柴胡桂枝乾姜湯　半夏瀉心湯
十棗湯　大黃黃連瀉心湯
附子瀉心湯　生姜瀉心湯

甘草瀉心湯　赤石脂禹餘粮湯
旋復代赭湯　桂枝人參湯
瓜蒂散　白虎加人參湯
黄芩湯　黄芩加半夏生姜湯
黄連湯　桂枝附子湯
桂枝附子去桂加白术湯　甘草附子湯
白虎湯　炙甘草湯

辨陽明病

大承氣湯　小承氣湯

密煎方　茵陳蒿湯
麻子仁丸　梔子蘖皮湯
麻黄連軺赤小豆湯
辨少陽病
辨大陰病
桂枝加芍藥湯　桂枝加大黄湯
辨少陰病
麻黄細辛附子湯　麻黄附子甘草湯
黄連阿膠湯　附子湯

桃花湯　吴茱萸湯
豬膚湯　甘草湯
桔梗湯　半夏苦酒湯
半夏散及湯　白通湯
白通加豬膽汁湯　玄武湯
通脈四逆湯　四逆散
豬苓湯　四逆湯
辨厥陰病
烏梅丸　當歸四逆湯

當歸回逆加吴茱萸生姜湯　麻黄升麻湯
乾姜黄芩黄連人參湯　白頭翁湯
辨厥陰病　霍亂
回逆加人參湯　理中丸
通脉回逆加豬膽汁湯
辨陰陽易差後勞復病
燒褌散　枳實梔子湯
牡蠣澤瀉散　竹葉石膏湯

康平傷寒論目録　終

宋本成本共論下有集字.余上冠論曰二字而無集論曰傍書三字.

坊本.病作疾.

坊本哀乎以下十五字在若遊魂下.無又字.

坊本□印作凡.無而字.

傷寒卒病論

集論曰

余每覽越人入虢之診望齊侯之色未嘗不慨然歎其才秀也怪當今居世之士曾不留神醫藥精究方術上以療君親之病下以救貧賤之厄中以保身長全以養其生但競逐榮勢企踵權豪孜孜汲汲惟名利是務崇飾其末忽棄其本華其外而悴其內皮之不存毛將安附焉哀乎趨世之士又馳競浮華不固根本卒然遭邪風之氣嬰非常之疾患及禍至而方震慄降志屈節欽望巫祝告窮歸天束手受敗賫百年之壽命持至貴之重器委付□醫而恣其所措咄嗟嗚呼厥身已斃神明消滅變為異物幽潛重泉徒為啼泣痛夫舉世昏迷莫能覺悟不惜其

紀年橘按坊本作紀元

坊本撰用以下二十三字嵌註混入于本文以下嵌註皆準之

坊本卒作雜

論下有合十六卷四字

夫天布五行以下坊本與前章合為一章

命若是輕生彼何榮勢之云哉而進不能愛人知人退不能愛身知己遇災值禍身居厄地蒙蒙昧昧惷若遊魂忽軀徇物危若冰谷至於是也余宗族素多向餘二百建安紀年以來猶未十稔其死亡者三分有二傷寒十居其七感往昔之淪喪傷横夭之莫救乃勤求古訓博采衆方（註）撰用素問九卷八十一難陰陽大論胎臚藥錄并平脈辨證【經】為傷寒卒病論雖未能盡愈諸病庶可以見病知源若能尋余所集思過半矣

夫天布五行以運萬類人禀五常以有五藏經絡府俞陰陽會通玄冥幽微變化難極自非才高識妙豈能探其理致哉上古有神農黃帝岐伯伯高雷公少俞少師仲文中世有長桑扁鵲漢有公

橘按坊本作務在口給對相須臾。

坊本斯語下有漢長沙守南陽張機著九字。

乘陽慶及倉公。下此以往。未之聞也。觀今之醫。不念思求經旨。以演其所知。各承家技。終始順舊。省疾問病。務在口給。相對斯須。便處湯藥。按寸不及尺。握手不及足。人迎趺陽。三部不參。動數發息。不滿五十。短期未知決診。九候曾無髣髴。明堂闕庭。盡不見察。所謂窺管而已。夫欲視死別生。實為難矣。孔子云。生而知之者上。學則亞之。多聞博識。知之次也。余宿尚方術。請事斯語。

宋本有漢張仲景述五字成本亦有漢長沙守張仲景著八字共無漢長沙守南陽張機著九字.

宋本傷寒例[illegible]首.載四時八節二十四氣七十二候決病法此蓋後人贅言耳.

坊本陰陽大論云傍書五字在春字上.

大書無凡字坊本.

漓冷作清凉.

□印作氣.

以傷寒以下十五字坊本在爲病下.蓋註文誤入正文也.

坊本於字在傷四間中下無□印.

坊本脫中寒二字.

成本温[illegible]病下無者字.

漢長沙守南陽張機著

晉大醫令王叔和撰次

傷寒例

陰陽大論云

凡春氣温和。夏氣暑熱。秋氣漓冷。冬□冰冽。此則四時正氣之序也。

以傷寒為毒者。以其最成殺厲之氣也。

註 冬時嚴寒。萬類深藏。君子固密。則不傷寒。觸冒之者。乃名傷寒耳

例 其於傷四時之氣。皆能為病。中□而卽病者。名曰傷寒。

中寒。不卽病者。寒毒藏於肌膚。至春變為温病。至夏變為暑病。暑病者。熱極重於温也。

註 是以辛苦之人春夏多温熱病者。皆由冬時觸寒所致。非時行之氣也。

此非其時以下八字傍書坊本攙入于本文在大溫下。坊本相似者下無也字及□印。

坊本冰下有雪字。

坊本脫寒冽二字。

坊本冬上有其字。

成本為作曰。

凡時行者。春時應暖而反大寒。夏時應熱而反大涼。秋時應涼而反大熱。冬時應寒而反大溫（此非其時而有其氣）（註）是以一歲之中。長幼之病。多相似者也。□此則時行之氣也。

夫欲候知四時正氣為病。及時行疫氣之法。皆當按斗曆占之。九月霜降節後。宜漸寒。向冬大寒。至正月雨水節後。宜解也。所以謂之雨水者。以冰解而為雨水故也。至驚蟄二月節後。氣漸和暖。向夏大熱。至秋便涼。從霜降以後。至春分以前。凡有觸冒霜露。體中寒卽病者。謂之傷寒也。九月十月。寒氣尚微。為病則輕。十一月十二月。寒冽已嚴。為病則重。正月二月。寒漸將解。為病亦輕。此以冬時不調。適有傷寒之人。卽為病也。冬有非節之暖者。名為冬溫。冬溫之毒。與傷寒大異。冬温復有先後。更相重沓。亦有輕重。為治不同。證如後章。從立春節後。其中無暴大寒。又不冰雪。而有人壯熱為病者。此屬春時陽氣。發於冬時伏寒。變為温病。從春分以後。至秋分節前。天有暴寒者。皆為時行寒疫也。

三月四月。或有暴寒。其時陽氣尚弱。為寒所折。病熱猶輕。

五月六月。陽氣已盛。為寒所折。病熱則重。七月八月。陽氣已衰。為寒所折。病熱亦輕。

病與温及暑病相似。但治有殊耳。十五日得一氣。於四時之中。一時有六氣。四六名為二十四氣。然氣候亦有應至而不至。或有未應至

輕，坊本作微。

坊本作其病與温及暑病相似。

成本四氣之下有也字。

宋本至而不至作至仍不至。

坊本，大作太。

橘按：彼之秋之忿，似多之字，原本如是，故仍其舊。

坊本□印作瘧，溼上有於字。

而至者，或有至而大過者，皆成病氣也。但天地動靜，陰陽鼓擊者，各正一氣耳。是以彼春之暖，為夏之暑；彼之秋之忿，為冬之怒。是故冬至後，一陽爻升，一陰爻降也；夏至之後，一陽氣下，一陰氣上也。斯則冬夏二至，陰陽合也；春秋二分，陰陽離也。陰陽交易，人變病焉。此君子春夏養陽，秋冬養陰，順天地之剛柔也。小人觸冒，必嬰暴疹，須知毒烈之氣，留在何經，而發何病，詳而取之。是以春傷於風，夏必飧泄；夏傷於暑，秋必病□；秋傷於濕，冬必咳嗽；冬傷於寒，春必病溫。此必然之道，可不審明之。

坊本製作制。□印作眞。宋本併以上諸章爲一章。

凡坊本作又。成本是字下無故字。飡作飧。

若更以下十九字。宋本成本共列于寸尺陷者大危之后。且成本後壞病證作舊壞病證。大陽坊本作太陽。似失古義。原本悉作大陽。是。

傷寒之病。逐日淺深。以施方治。今世人傷寒。或始不早治。或治不對病。或日數久淹。困乃告醫。醫人又不依次第而治之。則不中病。皆宜臨時消息製方。無不效也。今搜採仲景舊論。録其證候。診脈聲色。對病□方。有神驗者。擬防世急也。

凡土地温涼。高下不同。物性剛柔。飡居亦異。是故黃帝興四方之問。岐伯舉四治之能。以訓後賢。開其未悟者。臨病之工。宜須兩審也。

凡傷於寒。則為病熱。熱雖甚不死。若兩感寒而病者必死。若更感異氣。變為他病者。當依後壞病證而治之。

尺寸俱浮者。大陽受病也。當一二日發。以其脈上連風府。故頭項痛。

大陰坊本作太陰

腰脊強。

尺寸俱長者。陽明受病也。當二三日發。以其脈夾鼻。絡於目。故身熱目疼。鼻乾不得臥。

尺寸俱弦者。少陽受病也。當三四日發。以其脈循脇絡於耳。故胸脇痛。而耳聾。此三經皆受病。未入於府者。可汗而已。

尺寸俱沈細者。大陰受病也。當四五日發。以其脈布胃中。絡於嗌。故腹滿而嗌乾。

尺寸俱沈者。少陰受病也。當五六日發。以其脈貫腎。絡於肺。繫舌本。故口燥。舌乾。而渴。

坊本兩上有不字。

尺寸俱微緩者，厥陰受病也，當六七日發，以其脈循陰器，絡於肝，故煩滿而囊縮。此三經皆受病，已入於府，可下而已。

若兩感於寒者，一日大陽受之，卽與少陰俱病，則頭痛口乾，煩滿而渴。二日陽明受之，卽與大陰俱病，則腹滿身熱，不欲食，讝語。三日少陽受之，卽與厥陰俱病，則耳聾囊縮而厥，水漿不入，不知人者，六日死。若三陰三陽五藏六府皆受病，則榮衛不行，藏府不通，則死矣。其兩感於寒，更不傳經，不加異氣者，至七日大陽病衰，頭痛少愈也。八日陽明病衰，身熱少歇也。九日少陽病衰，耳聾微聞也。十日大陰病衰，腹減如故，則思飲食。十一日少陰病衰，渴止舌乾，已而嚏也。十二

成本寸尺作尺寸.
成本成作爲.
成本實大者下無更字.
坊本堅作緊.
宋本凡作湯藥以下五十五字與前

日。厥陰病衰。囊縱。少腹微下。大氣皆去。病人精神爽慧也。若過十三日以上不間。寸尺陷者大危。若脈陰陽俱盛。重感於寒者。變成温瘧。陽脈浮滑。陰脈濡弱者。更遇於風。變為風温。陽脈洪數。陰脈實大者。更遇温熱。變為温毒。温毒為病最重也。陽脈濡弱。陰脈弦堅者。更遇温氣。變為温疫。以此冬傷於寒。發為温病。脈之變證方治如說。

凡人有疾。不時卽治。隱忍冀差。以成痼疾。小兒女子。益以滋甚。時氣不和。便當早言。尋其邪由。及在腠理。以時治之。罕有不愈者。患人忍之。數日乃說。邪氣入藏。則難可制。此為家有患。備慮之要。

凡作湯藥。不可避晨夜。覺病須臾。卽宜便治。不等早晚。則易愈矣。如或

章合爲一章.
成本如作若.
坊本然作矣.
不在證治四字坊本混入于本文在擬欲攻之上.
坊本無雖字又脱□印.
大實堅三字坊本.在大滿下.
坊本燥作躁.
宋本妄意作用意.

差遲。病卽傳變。雖欲除治。必難為力。服藥不如方法。縱意違師。不須治之。

凡傷寒之病。多從風寒得之。始表中風寒。入裏則不消。然未有温覆而當不消散者。（不在證治）擬欲攻之。猶當先解表。乃可下之。若表已解。而內不消。雖非大滿。猶生寒熱。□□□□□。則病不除。若表已解。而內不消。大滿（大實堅）有燥屎。自可除下之。雖四五日。不能為禍也。若不宜下。而便攻之。內虛熱入。協熱遂利。煩燥諸變。不可勝數。輕者困篤。重者必死矣。

凡兩感病俱作。治有先後。發表攻裏。本自不同。而執迷妄意者。乃云神丹甘遂。合而飲之。且解其表。又除其裏。言巧似是。其理實違。夫智者之

橘按白雲閣本變作辨。

夫陽盛以下之一章坊本在前章之前。

坊本無矣字。

成本卽作則。陰盛以凶宋本成本作陰盛以亡。

成本誤作悞。成本沒作歿。

舉錯也。常審以慎。愚者之動作也。必果而速。安危之變。豈可詭哉。世上士。但務彼翕習之榮。而莫見此傾危之敗。惟明者居然能護其本。近取諸身。夫何遠之有焉。

夫陽盛陰虛。汗之則死。下之則愈。陽虛陰盛。汗之則愈。下之則死矣。夫如是。則神丹安可以誤發。甘遂何可以妄攻。虛盛之治。相背千里。吉凶之機。應若影響。豈容易哉。況桂枝下咽。陽盛卽斃。承氣入胃。陰盛以凶。死生之要。在乎須臾。視身之盡。不暇計日。此陰陽虛實之交錯。其候至微。發汗吐下之相反。其禍至速。而醫術淺狹。懵然不知病源。為治乃誤。使病者殞沒。自謂其分。至今寃魂塞於冥路。死屍盈於

温服宋本作温煖，可半日以下七字，宋本成本共接當促其間句下大書，

橘按白雲閣本肯作能，若汗不出等八字混入原文，

宋本成本并更與，作更與人，成本證字下無而字，之令間宋本成本，有常字，言能以下八字宋本成本接勿極意也句下，成本不可與之下無也字，宋本成本脱若飲水三字，

曠野仁者鑒此。豈不痛歟。

凡發汗。温服湯藥。其方雖言日三服。若病劇不解。當促其間。可半日中盡三服若與病相阻。即便有所覺。病重者。一日一夜。當晬時觀之。如服一劑。病證猶在。故當復作本湯服之。至有不肯汗出。服三劑乃解。註若汗不出者死病也。

凡得時氣病。至五六日。而渴欲飲水。飲不能多。不當與也。何者。以腹中熱尚少。不能消之。註便更與作病也。例至七八日。大渴欲飲水者。猶當依證而與之。與之令不足。勿極意也。言能飲一斗與五升若飲而腹滿。小便不利。若喘若噦。不可與之也。若飲水。忽然大汗出。是為自愈也。

凡得病。反能飲水。此為欲愈之病。其不曉病者。但聞病飲水自愈。小渴

成本數字下、無也字。

凡得病以下一章、宋本與前章合為一章。

又身之穴以下一章。宋本成本共與前章合為一章。成本三十穴、作三十九穴。

又脈四損之又字、宋本無、成本作凡、且宋本成本以曰四損曰五損曰六損夫夫分為別章。

者乃強而與飲之。因成其禍。不可復數也。

凡得病厥。脈動數。服湯藥更遲。脈浮大減小。初躁後靜。此皆愈證也。

凡治溫病。可刺五十九穴。

又身之穴。三百六十有五。其三十穴。灸之有害。七十九穴。刺之為災。并中髓也。

又脈四損。三日死。平人四息。病人脈一至。名曰四損。脈五損。一日死。平人五息。病人脈一至。名曰五損。脈六損。一時死。平人六息。病人脈一至。名曰六損。脈盛身寒。得之傷寒。脈虛身熱。得之傷暑。脈陰陽俱盛。大汗出不解者死。脈陰陽俱虛。熱不止者死。脈至乍數。乍疎者死。

成本索下有者字.

此以前以下宋本.接前章爲一章.

脈至如轉索。其日死。譫言妄語。身微熱。脈浮大。手足温者生。逆冷脈沈細者。不過一日死矣。

此以前。是傷寒熱病證候也。

傷寒所致及此三種云云之註文坊本混入于本文而爲一章冠本[illegible]之首非是

成本汗出下無而字惡寒下有者字

金匱要略痓下有爲難治三字

宋本成本多字下有因字

金匱要略身字上有者字無脈字頭面搖作頭動搖

宋本細字下有一作[illegible]三字細註中溼作溼痺而溼痺下有一云中溼四字[illegible]註成本金匱亦作溼痺

坊本者名間有此字

橘按坊本其利作利其

宋本溼痺之候云云溼家之爲病云云溼家其人云云以上三章與前章合爲一章

成本溼痺之候以下二十字接上爲一章

辨大陽病　痓濕暍

[illegible]寒所致

㊟此三種宜應別論以為與傷寒相似故此見之

大陽病發熱無汗反惡寒者名曰剛痓

大陽病發熱汗出而不惡寒名曰柔痓

大陽病發熱脈沈而細者名曰痓

大陽病發汗太多致痓

病身熱足寒頸項強急惡寒時頭熱面赤目脈赤獨頭面搖卒口噤背反張者痓病也

大陽病關節疼痛而煩脈沈而細者名中濕

濕痹之候其人小便不利大便反快但當其利小便

宋本成本並薰上如作似．一身盡痛坊本作一身盡疼．
金匱要略黃字下有也字．
宋本成本其人下有但字．胎下有者字．口燥渴作口燥煩．
胃中宋本成本作胸中金匱要略作胸上．
金匱要略胸滿上有或字．水作飲．
口上有則字宋本成本金匱皆丹田上有以字且丹田以下八字在渴欲得水之上．
宋本小便利者下有一云不利四字細註．
坊本摶作搏恐非是．
宋本成本金匱俱醫曰作醫云可汗作可發汗．金匱無問曰二字答曰作蓋一字．
值天陰雨未止六字宋本成本金匱俱在汗出而解下．
宋本成本金匱俱治風溼者發其汗下有但字微字下無□印．

濕家之為病。一身盡痛。發熱。身色如薰黃。

濕家其人頭汗出。背強。欲得被覆向火。若下之早則噦。胸滿。小便不利。丹田有熱。胃中有寒。舌上如胎。渴欲得水而不能飲。口燥渴也。

濕家下之。額上汗出。微喘。小便利者死。若下利不止者亦死。

問曰。風濕相摶。值天陰雨未止一身盡疼痛。法當汗出而解。醫曰。此可汗。汗之病不愈者。何也。答曰。發其汗。汗大出者。但風氣去。濕氣在。是故不愈也。

若治風濕者。發其汗。微微□似欲汗出者。風濕俱去也。

濕。故鼻塞

濕家病。身上疼痛。發熱。面黃而喘。頭痛。鼻塞而煩。其脈大。自能飲食。腹 病在頭中寒中和無病，內藥鼻中則愈。

病者一身盡痛，發熱日晡所劇者，此名風濕。㊟此病傷於汗出當風，或久傷取冷所致也。

大陽中熱者，暍是也。其人汗出惡寒，身熱而渴也。

大陽中暍者，身熱疼重，而脈微弱。㊟此亦以夏月傷冷水，水行皮中所致也。

大陽中暍者，發熱惡寒，身重而疼痛，其脈弦細，小便已，洒洒然毛聳，手足逆冷，小有勞，身則熱，口開，前板齒燥。

若發汗，則惡寒甚；加溫針，則發熱甚；下之，則淋甚。

宋本、金匱似欲汗出作似欲出汗。

若治風溼云云之章，宋本、成本與前章合爲一章。

金匱身上疼痛作身疼。

病在頭中以下九字，坊本在無病下。

一身盡痛，坊本作一身盡疼。金匱無此名之此字。

金匱無其人二字及渴也之也字。

宋本、成本、金匱皆此下無亦。成本無以字。

大陽中暍者身熱疼重云云之一章，宋本接上文爲一章。

宋本、成本、金匱弦細下有芤遲二字。

身則之則作卽。

金匱口開前作口前開。

金匱則惡寒甚作其惡寒甚。

成本針作鍼。

宋本、成本、金匱下字上有數字，且此章接上文爲一章。

宋本、大陽病下有脈證竝治上第五之七字。成本、治下、加法字。宋本曰作爲。

躁成本作燥。

坊本、大陽病發熱而渴云云之章、與以下四章、合爲一章。

辨大陽病

大陽之為病。脈浮頭項強痛。而惡寒。

大陽病。發熱汗出惡風。脈緩者。名為中風。

大陽病。或已發熱。或未發熱。必惡寒體痛。嘔逆。脈陰陽俱緊者。名曰傷寒。

傷寒一日。大陽受之。脈若靜者。為不傳。頗欲吐。若躁煩。脈數急者。為傳也。

傷寒二三日。陽明少陽證不見者。為不傳也。

大陽病。發熱而渴。不惡寒者。為温病。

成本、名上有曰字、橘按名上之上字殆係下字或大塚氏之校誤、

宋本七日及六日上無者字、

宋本成本並作行其經盡故也、

若發汗已。身灼熱者。名風温。

風温為病。脈陰陽俱浮。自汗出。身重。多眠睡。鼻息必鼾。語言難出。若被下者。小便不利。直視失溲。若被火者。微發黄色。劇則如驚癇。時瘈瘲。若火熏之。一逆尚引日。再逆促命期。

病有發熱惡寒者。發於陽也。無熱惡寒者。發於陰也。發於陽者。七日愈。發於陰者。六日愈。以陽數七。陰數六。故也。

大陽病。頭痛至七日以上。自愈者。以行盡其經故也。若欲作再經者。針足陽明。使經不傳則愈。

大陽病。欲解時。從巳至未上。

成本得衣間有近字。

風家表解。而不了了者。十二日愈。

病人身大熱。反欲得衣者。熱在皮膚。寒在骨髓也。身大寒。反不欲近衣者。寒在皮膚。熱在骨髓也。

大陽中風脈陽浮而陰弱。陽浮者熱自發陰弱者汗自出。嗇嗇惡寒。淅淅惡風。翕翕發熱。鼻鳴乾嘔者。

桂枝湯主之。

桂枝三兩去皮 芍藥三兩 甘草二兩炙 生姜三兩切 大棗十二枚擘

右五味。㕮咀三味。以水七升。微火煮取三升。去滓。適寒温。服一升。服已須臾。歠熱稀粥一升餘。以助藥力。温覆令一時許。遍身漐漐微似有汗者。益佳。不可令如水流離。病必不除。若一服汗出病差。停後服。不必盡劑。若不汗。更服依前法。又不汗。後服小促其間。半日許。令三服盡。若病重者。一日一夜服。周時觀之。服一劑盡。病證猶在者。更作服。若汗不出。乃服至二三劑。禁生冷粘

宋本成本共無脈字。陽浮者以下十二字傍書接陰弱下。儳入本文。

去皮。炙。切。擘之類。宋本皆列藥名下。以下悉傚之。成本無三味二字。

離作漓。

小促下有役字。不出下有者字。

玉函無禁以下十五字。

坊本服一劑盡以下接前文[illegible]一章。

風下脈經有若惡寒三字。宋本無者字。

多紀氏新校宋板傷寒論几作几。

宋本桂枝加葛根方有麻黄三兩。非是。

宋本作桂枝去皮。

六味作七味。葛根上有麻黄。白沫作上沫。

玉函一斗作九升。

無將息及禁忌五字。玉函千金翼無後字及方用前法四字。

宋本方用前法四字在桂枝湯下。不可作不得。

成本無之字。

玉函千金翼仍作而。

不中與之作不復中與也。

滑肉麵五辛酒酪臭惡等物。

太陽病頭痛發熱汗出惡風者桂枝湯主之。

太陽病項背強几几反汗出惡風者桂枝加葛根湯主之。

葛根四兩　芍藥二兩　生姜三兩切　甘草二兩炙　大棗十二枚擘　桂枝二兩

右六味以水一斗先煮葛根減二升去白沫內諸藥煮取三升去滓溫服一升覆取微似汗不須歠粥餘如桂枝法將息及禁忌。

太陽病下之後其氣上衝者可與桂枝湯方用前法。註 若不上衝者不可與之。

太陽病三日已發汗若吐若下若溫針仍不解者此為壞病。註 桂枝不中與之也。觀其脈證知犯何逆隨證治之。

玉函千金翼桂枝下有湯字。汗不出作無汗。無之字。成本亦無。

玉函千金翼無若字病字。以字宋本得湯作得之。

玉函千金翼杏子作杏仁。宋本成本。又作凡。玉函千金翼無凡字。也字坊本又服以下別為一章。

玉函脈經千金翼汗上有其字。漏下有而字。

玉函味下有㕮咀三物四字。本云作本方。

桂枝本為解肌。若其人脈浮緊。發熱汗不出者。不可與之也。常須識此勿令誤也。

若酒客病。不可與桂枝湯。得湯則嘔。以酒客不喜甘故也。

喘家。作桂枝湯。加厚朴杏子佳。又服桂枝湯吐者。其後必吐膿血也。

大陽病。發汗遂漏不止。其人惡風。小便難。四肢微急。難以屈伸者。桂枝加附子湯主之。

桂枝三兩去皮　芍藥三兩　甘草三兩炙　生姜三兩切　大棗十二枚擘　附子一枚炮去皮破八片

右六味。以水七升。煮取三升。去滓。溫服一升。(註)本云桂枝湯。今加附子　(例)將息如前法。

宋本有促一作縱四字細註。玉函脈經千金翼後作其。宋本無惡字。成本作去芍藥方中。宋本以若微以下別爲一章。成本不載本方。第十卷云。於桂枝湯方內去芍藥。餘依前法。玉函味下有㕮咀字。云作方。

宋本此方載藥味量目。

大陽病下之後。脈促胸滿者。桂枝去芍藥湯主之。若微惡寒者。桂枝去芍藥加附子湯主之。

桂枝去芍藥湯方。

桂枝（三兩去皮） 甘草（二兩炙） 生姜（三兩切） 大棗（十二枚擘）

右四味。以水七升。煮取三升。去滓。温服一升。【註】本云桂枝湯。今去芍藥。【例】將息如前法。

桂枝去芍藥加附子湯。

前方加附子一枚（炮去皮破八片）

右五味。以水七升。煮取三升。去滓。温服一升。【註】本云桂枝湯。今去芍藥加附子。【例】將息如前

玉凾千金翼發[illegible]熱多下有而字欲自可作自調必下有當字少汗出坊本作小汗出

宋本無去節二字積作漬

一兩沸宋本成本作一二沸玉凾七味下有㕮咀字云作方頓服下有今裁為一方五字坊本風池風府四字在刺字下先上玉凾千金翼有當字脉經有法當二字宋本以服桂枝湯以下別為一章

法。

大陽病得之八九日如瘧狀發熱惡寒熱多寒少其人不嘔清便欲自可一日二三度發。㊟脉微緩者為欲愈也脉微而惡寒者此陰陽俱虛不可更發汗更下更吐也面色反有熱色者未欲解也【經】以其不能得少汗出身必痒宜桂枝麻黃各半湯。

桂枝（去皮）一兩十六銖　芍藥　生姜（切）　甘草（炙）　麻黃（去節）各一兩　大棗（擘）四枚　杏仁（湯積去皮尖及兩仁者）二十四枚

右七味以水五升先煮麻黃一兩沸去上沫內諸藥煮取一升八合去滓溫服六合。㊟本云桂枝湯三合麻黃湯三合併為六合頓服。【例】將息如上法。

大陽病初服桂枝湯反煩不解者先刺（風池風府）卻與桂枝湯則愈服桂枝湯大汗出脉洪大者與桂枝湯如前法若形如瘧一日再發者汗出必解宜

桂枝二麻黃一湯。

桂枝一兩十六銖 去皮　芍藥一兩六銖　麻黃十六銖 去節　生姜一兩十六銖 切　杏仁十六銖 去皮尖

甘草一兩二銖 炙　大棗五枚 擘

右七味。以水五升。先煮麻黃一二沸。去上沫。內諸藥。煮取二升。去滓。溫服一升。日再服。【註】本云桂枝湯二分。麻黃湯一分。合為二升。分再服。今合為方。【例】將息如上法。

服桂枝湯。大汗出後。大煩渴不解。脈洪大者。白虎加人參湯主之。

大陽病。發熱惡寒。熱多寒少。脈微弱者。此无陽也 不可大發汗。宜桂枝二越婢一湯。

服桂枝湯。或下之。仍頭項強痛。翕翕發熱。無汗。心下滿微痛。小便不利者。桂枝去桂加茯苓白朮湯主之。

宋本如瘧作似瘧. 脈洪大者玉函脈經作若脈但洪大者. 宋本成本玉函桂枝一兩十七銖生姜一□六銖宋本. 杏仁十六箇玉函杏仁十六枚. 爲方間宋本有一字成本無本云以下二十九字. 脈上玉函脈經共有若字脈經千金方白虎加人參湯. 作白虎湯宋本載白虎加人參湯坊本無大發汗之大字千金翼者作則. 玉函發汗上有復字. 此無陽也四字坊本在脈微弱者下. 且以服桂枝湯以下別爲一章. 脈經千金翼無或字仍字滿下玉函有而字脈經無白字.

桂枝二越婢一湯

桂枝去皮　芍藥　麻黄　甘草炙各十八銖　大棗擘四枚　生姜切一兩二銖

石膏擘綿裹二十四銖

右七味。以水五升。煮麻黄一二沸。去上沫。內諸藥。煮取二升。去滓。溫服一升。

註 本云。當裁為越婢湯桂枝湯。合之飲一升。今合為一方。桂枝湯二分。越婢湯一分。

桂枝去桂加茯苓白朮湯

芍藥三兩　甘草炙二兩　生姜切　白朮　茯苓各三兩　大棗擘十二枚

右六味。以水八升。煮取三升。去滓。溫服一升。小便利則愈。

註 本云桂枝湯。今去桂枝加茯苓白朮。

外臺越婢作一云越脾湯玉函煎法二婢字并作脾字。

擘綿裹宋本作碎綿裹是升黄間玉函千金翼有先字。

云玉函成本作方。

玉函六味下有㕮咀字八升作七升。云作方。

心煩微惡寒。玉函作頗微惡寒。論曰心煩微惡寒。宋本無桂枝湯之湯字。坊本咽中乾下有煩字。成本躁作燥。以復其陽四字傍書。宋本其他諸本在若厥愈上。坊本芍藥甘草湯與之下有其脚卽伸四字。小坊本作少。坊本無得之二字。回逆湯坊本皆作四逆湯。恐傳寫之譌。以下回逆湯皆準之。宋本成本共甘草乾姜湯之方後載芍藥甘草湯方調胃承氣湯方四逆湯方。乾燥之燥字坊本無。宋本知之作知此。

傷寒脈浮自汗出小便數心煩微惡寒脚攣急反與桂枝湯（註）欲攻其表此誤也（經）得之便厥咽中乾躁吐逆者作甘草乾姜湯與之以復其陽若厥愈足温者更作芍藥甘草湯與之若胃氣不和讝語者小與調胃承氣湯若重發汗復加焼針得之者回逆湯主之

甘草乾姜湯方

甘草炙四兩　乾姜二兩

右二味以水三升煮取一升五合去滓分温再服

問曰證象陽旦按法治之而增劇厥逆咽中乾燥兩脛拘急而讝語師曰言夜半手足當温兩脚當伸後如師言何以知之答曰寸

玉函無師曰之曰．爲字上竝有卽字．參作於、無重字．成本爲上竝有則字．病形作病證．躁作燥．

口脈浮而大。浮為風。大為虛。風則生微熱。虛則兩脛攣。病形象桂枝。因加附子。參其間。增桂令汗出。附子溫經。亡陽故也。厥逆。咽中乾。煩躁。陽明內結。讝語煩亂。更飲甘草乾姜湯。夜半陽氣還。兩足當熱。脛尚微拘急。重與芍藥甘草湯。爾乃脛伸。以承氣湯微溏。則止其讝語。故知病可愈。

宋本辨大陽病下、有脈證并治中第六、七字成本更治下有法字、以下倣之、
無汗、外臺作反汗不出四字、
風下可發汗篇及玉函外臺有者字、

宋本成本似上有微字、
宋本無諸湯藥之藥字成本無諸以下七字、白沫玉函千金翼外臺作上沫、成本只作去沫、
似汗下玉函成本、千金翼共有不須啜粥四字、

辨大陽病

大陽病。項背強几几。無汗惡風。葛根湯主之。

葛根四兩 麻黃三兩去節 桂枝二兩去皮 生姜三兩切 甘草二兩炙 芍藥二兩

大棗十二枚擘

右七味。以水一斗。先煮麻黃葛根。減二升。去白沫。內諸藥。煮取三升。去滓。溫服一升。覆取似汗。餘如桂枝法。將息及禁忌。(註)諸湯藥皆倣之。

大陽與陽明合病者。必自下利。葛根湯主之。

大陽與陽明合病。不下利。但嘔者。葛根加半夏湯主之。

葛根四兩 麻黃三兩去節 甘草二兩炙 芍藥二兩 桂枝二兩去皮 生姜二兩切

玉函白作上．

脈促以下七字坊本皆入止喘之間．不作未．

宋本玉函作葛根黃芩黃連湯．千金外臺作葛根黃連湯．

半夏半升洗　大棗十二枚擘

右八味。以水一斗。先煮葛根麻黃。減二升。去白沫。內諸藥。煮取三升。去滓溫服一升。覆取微似汗。

大陽病。桂枝證。醫反下之。利遂不止。脈促者。表未解也。喘而汗出者。葛根黃連黃芩湯主之。

葛根半斤　甘草二兩炙　黃芩三兩　黃連三兩

右四味。以水八升。先煮葛根。減二升。內諸藥。煮取二升。去滓。分溫再服。

大陽病。頭痛發熱。身疼腰痛。骨節疼痛。惡風。無汗而喘者。麻黃湯主之。

宋本、七十箇作七十箇、尖下千金翼有兩仁者三字。

成本玉函、湯下有主之二字。

以去、玉函千金翼作已去。

坊本、燥作躁。

此爲逆也四字在肉瞤下。

麻黃三兩去節　桂枝二兩去皮　甘草一兩炙　杏仁七十箇去皮尖

右四味。以水九升。先煮麻黃減二升。去上沫。內諸藥煮取二升半。去滓。溫服八合覆取微似汗。不須歠粥。餘如桂枝法將息。

大陽與陽明合病。喘而胸滿者。不可下。宜麻黃湯。

大陽病。十日以去。脈浮細而嗜臥者。外已解也。設胸滿脇痛者。與小柴胡湯。脈但浮者。與麻黃湯。

大陽中風。脈浮緊。發熱惡寒。身疼痛。不汗出而煩燥者。大青龍湯主之。

若脈微弱。汗出惡風者。不可服之。服之則（此□逆也）厥逆。筋惕肉瞤。

大青龍湯方

杏仁四十枚之枚。成本作个。尖下千金翼有兩仁者三字。大棗十枚。成本。金匱。玉函。千金並作十二枚。石膏碎下。玉函。千金翼。外臺有綿裹二字。撲之。成本。千金翼。外臺並作粉之。成本無若復服三字。無少陰症者五字。坊本攙入時大之間。主之。坊本作發之。玉函。千金翼。者下有可與二字。坊本。小便上有或字。小腹作少腹。

麻黃（去節）六兩　桂枝（去皮）二兩　甘草（炙）二兩　杏仁（去皮尖）四十枚　生姜（切）三兩

大棗（擘）十枚　石膏（碎）雞子大

右七味。以水九升。先煮麻黃。減二升。去上沫。內諸藥。煮取三升。去滓。溫服一升。取微似汗。（註）汗出多者。溫粉撲之。□一服汗者。停後服。（註）若復服。汗多亡陽。遂虛。惡風煩躁。不得眠也。

傷寒脈浮緩。身不疼。但重。乍有輕時。（無少陰症者）大青龍湯主之。

傷寒表不解。心下有水氣。乾嘔。發熱而欬。或渴。或利。或噎。小便不利。小腹滿。或喘者。小青龍湯主之。

麻黃（去節）　芍藥　細辛　乾姜　甘草（炙）　桂枝（去皮）各三兩

五味子半升　半夏（洗）半升

成本一升下有加減法三字若渴以下十二字接雞子下宋本無渴者之者字成本微利下有者字

括蔞根即栝蔞根從原書下同

服湯以下十一字坊本在不渴字下

成本玉函千金杏子作杏人

右八味以水一斗先煮麻黃減二升去上沫內諸藥煮取三升去滓温服一升

若渴者去半夏加括蔞根三兩若微利去麻黃加蕘花如一雞子熬令赤色若噎者去麻黃加附子炮一枚若小便不利少腹滿者去麻黃加茯苓四兩若喘者去麻黃加杏仁半升去皮尖

(註)且蕘花不治利麻黃主喘今此語反之疑非仲景意

傷寒心下有水氣欬而微喘發熱不渴服湯已渴者此寒去欲解也小青龍湯主之

大陽病外證未解脈浮弱者當以汗解宜桂枝湯

大陽病下之微喘者表未解故也桂枝加厚朴杏子湯主之

桂枝三兩去皮 甘草二兩炙 生姜三兩切 芍藥三兩 大棗十二枚擘

坊本不可下作不可下也。成本玉函解不間有者字。湯下有主之二字。下之爲逆四字坊本在下欲間。

故下成本玉函有知字。玉函脈經千金翼無須字。解下有其字。湯下成本有主之二字。

坊本除下無也字。衄乃愈三字在必衄下。

坊本大陽病之大字上有若字。

厚朴二兩（炙去皮）　杏仁五十枚（去皮尖）

右七味。以水七升。微火煮取三升。去滓。溫服一升。覆取微似汗。

大陽病。外證未解。不可下。（下之為逆。）欲解外者。宜桂枝湯。

大陽病先發汗不解。而復下之。脈浮者不愈。浮為在外。而反下之。故令不愈。今脈浮。故在外。當須解外則愈。宜桂枝湯。

大陽病。脈浮緊無汗。發熱身疼痛。八九日不解。表證仍在。註（此當發其汗。服藥已微除也）經其人發煩目瞑。劇者必衄。（衄乃愈）所以然者。陽氣重故也。麻黃湯主之。

大陽病。脈浮緊。發熱。身無汗。自衄者愈。

二陽併病。大陽初得病時。發其汗。汗先出不徹。因轉屬陽明。續自微汗

之爲逆作下之爲逆。在表以下七字傍書在鬱若間。不足下有言字。煩下無○印乍下○印作在字以汗出以下七字在坐字下無若闕文三字。法當汗出而解之解字坊本作愈字。玉函乃作而。

成本知然下有之字。橘按白雲閣本脈浮而數作脈浮而緊者同本作病人常自汗出者此爲榮氣和衛氣不諧也所以然者榮行脈中衛行脈外云云

出。不惡寒。註大陽病證不罷者。不可下。之為逆 經如此可以小發汗。設面色緣緣正赤者。陽氣在表。當解之。熏之。拂鬱。註若發汗不徹。不足。陽氣拂鬱 經不得越。註當汗不汗。其人躁煩。○不知痛處。乍在腹中乍○四肢按之不可得 經其人短氣。但坐。以汗出不徹故也。更發汗則愈。註何以知汗出不徹。以脈濇故知也 經若厥文

脈浮數者。法當汗出而解。若下之。身重心悸者。不可發汗。當自汗出乃解。所以然者。尺中脈微。此裡虛。須表裡實。津液自和。便自汗出愈。

脈浮緊者。法當身疼痛。宜以汗解之。假令尺中遲者。不可發汗。何以知然。以榮氣不足。血少故也。

脈浮者。病在表。可發汗。宜麻黃湯。脈浮而數者。可發汗。宜麻黃湯。

病常自汗出者。此為榮氣和。榮氣和者。外不諧。以衛氣不共榮氣諧

桂枝湯下、成本有主之二字、到、坊本作致、

在熱、一本作有熱、玉函與承氣湯作未可與承氣湯、其小便清者、玉函外臺並作小便反清、宋本小便清者下、有一云便青四字細註、脈經千金翼作大便反青、成本無已字、湯下有主之二字、

坊本無如此者三字、自和下有者字、宋本玉函下字下、有亡血二字、玉函脈經亡津液作無津液、液下有而字、

和故爾。以榮行脈中。衛行脈外。復發其汗。榮衛和則愈。宜桂枝湯。

病人藏無他病。時發熱。自汗出而不愈者。此衛氣不和也。先其時。

發汗則愈。宜桂枝湯。

傷寒脈浮緊。不發汗。因到衄者。麻黃湯主之。

傷寒不大便六七日。頭痛在熱者。與承氣湯。其小便清者。知不在

裏。仍在表也。當須發汗。若頭痛者必衄。宜桂枝湯。

傷寒發汗已解。半日許復煩。脈浮數者。可更發汗。宜桂枝湯。

凡病若發汗。若吐。若下。若亡津液。如此者。陰陽自和則必自愈。

發汗後。身疼痛。脈沈遲者。桂枝加芍藥生姜各一兩人參三兩新加

坊本大下之身熱云云之章下之後復發汗必振寒云云之章下之後復發汗晝日云云之章以下三章列凡病若發汗之章後本書以上三章接梔子乾姜湯主之下合為一章

宋本載桂枝加芍藥生姜各一兩人參三兩新加湯方

坊本無喘家二字

成本湯下有主之二字

宋本成本千金翼服一升下有本云黃耳杯五字千金翼杯作杯成本玉函千金翼升賁間有先字

湯主之。

發汗後。喘家不可更行桂枝湯。汗出而喘。無大熱者。可與麻黃杏仁甘草石膏湯。

麻黃四兩去節　杏仁五十箇去皮　甘草二兩炙　石膏半斤碎綿裹

右四味。以水七升。煮麻黃減二升。去上沫。內諸藥。煮取二升。去滓。溫服一升。

發汗過多。其人叉手自冒心。心下悸。欲得按者。桂枝甘草湯主之。

桂枝四兩去皮　甘草二兩炙

右二味以水三升。煮取一升。去滓頓服。

發汗後其人臍下悸者欲作奔豚茯苓桂枝甘草大棗湯主之

茯苓半斤　桂枝四兩去皮　甘草二兩炙　大棗十五枚擘

右四味以甘爛水一斗先煮茯苓減二升內諸藥煮取三升去滓溫服一升日三服

（橘按白雲閣本爛作瀾）

作甘爛水法取水二斗置大盆內以杓揚之水上珠子五六千顆相逐取用之

（宋本成本並水上下有有字）

發汗後腹脹滿者厚朴生姜半夏甘草人參湯主之

厚朴半斤去皮　生姜半斤切　半夏半升洗　甘草二兩　人參一兩

（宋本成本作厚朴半斤炙去皮　成本作甘草二兩炙）

右五味以水一斗煮取三升去滓溫服一升日三服

傷寒若吐若下後。心下逆滿。氣上衝胸。起則頭眩。脈沈緊。發汗則動經。身為振振搖者。茯苓桂枝白朮甘草湯主之。發汗病不解。反惡寒者。虛故也芍藥甘草附子湯主之。發汗若下之。病仍不解煩燥者。茯苓四逆湯主之。

發汗後惡寒者。虛故也。不惡寒但熱者。實也。當和胃氣。與調胃承氣湯。

茯苓桂枝甘草湯方

茯苓四兩　桂枝三兩去皮　白朮　甘草各二兩炙

右四味。以水六升。煮取三升。去滓。分溫三服。

芍藥甘草附子湯

芍藥　甘草各三兩炙　附子一枚炮去皮破八片

此章宋本成本分爲四章。玉函分爲三章。

虛故也三字傍書。坊本在惡寒者下。

煩燥坊本皆作煩躁。

茯苓桂枝甘草湯。坊本皆作茯苓桂枝白朮甘草湯。白朮金匱及玉函作三兩。

玉函三服下有小便卽利四字。

宋本湯下有方字。宋本成本服下有疑非仲景方五字。成本無三服之三字。

右三味。以水五升。煮取一升五合。去滓。分温三服。

茯苓回逆湯方

茯苓四兩　人參一兩　附子一枚生用去皮破八片　甘草二兩炙　乾姜一兩

右五味。以水五升。煮取三升。去滓温服七合。日三服。

調胃承氣湯方

芒硝半升　甘草炙　大黄四兩去皮清酒洗

右三味。以水三升。煮取一升。去滓。内芒硝。更煮一兩沸。頓服。㊟加減方非疑仲景方

大陽病。發汗後。大汗出。胃中乾燥煩不得眠。欲得飲水者。少少與飲之。令胃氣和則愈。若脈浮。小便不利。微熱消渴者。五苓散主之。

坊本茯苓回逆湯作茯苓四逆湯。茯苓四兩成本作六兩。乾姜一兩宋本成本玉函並作一兩半。日三服宋本作日二服玉函作分温再服。

坊本甘草二兩。

加減方非疑仲景方八字意不通然本書四部所載皆同。燥煩坊本作煩躁。五苓上成本玉函並有與字。

五苓散方宋本成本載發汗已云云之前。成本作澤瀉一兩六銖半。桂下無枝字。無如法將息四字。擣爲散金匱成本玉函皆作爲末。

小渴坊本作不渴。水入口吐者宋本成本作水入則吐者玉函作水入卽吐。有表裏證四字坊本在煩字下。名曰水逆四字在五苓散上玉函千金翼名曰作此爲。宋本成本叉手作手叉。故也之也字作如此二字。□印坊本作耳。

發汗已。脈浮數。煩渴者。五苓散主之。

豬苓十八銖去皮　澤瀉一兩六銖　白朮十八銖　茯苓十八銖　桂枝半兩去皮

右五味。擣為散。以白飲和服方寸匕。日三服。多飲煖水。汗出愈。如法將息。

傷寒汗出而渴者。五苓散主之。小渴者。茯苓甘草湯主之。

茯苓二兩　桂枝二兩去皮　甘草一兩炙　生姜三兩切

右四味。以水四升。煮取二升。去滓分溫三服。

中風發熱。六七日不解而煩有表裏證渴欲飲水。水入口吐者。名曰水逆五苓散主之。

未持脈時。病人叉手自冒心。師因教試令欬。而不欬者。此必兩□

聾無聞也。所以然者。重以發汗虛故也。

發汗後。飲水多必喘。以水灌之亦喘。

發汗後。水藥不得入口。為逆 若更發汗。必吐下不止。發汗吐下後。虛煩不得眠。若劇者。必反覆顛倒。心中懊憹。梔子豉湯主之。若少氣者。梔子甘草豉湯主之。若嘔者。梔子生姜豉湯主之。

坊本以發汗吐下後以下別為一章。為逆二字在口字下。

梔子豉湯方

梔子 十四箇 擘　香豉 四合 綿囊

右二味。以水四升。先煮梔子得二升半。內豉。煮取一升半。去滓。分為二服。溫進一服。得吐者。止後服。

囊一本作裹。以下倣之。

囊一本作裹以下倣之　十四枚宋本作十四箇

梔子甘草豉湯方

梔子擘十四枚　甘草炙二兩　香豉綿囊四合

右三味。以水四升。先煮梔子甘草。取二升半。內豉。煮取一升半。去滓。分二服。溫進一服。得吐者。止後服。

梔子生姜豉湯方

梔子擘十四箇　生姜五兩　香豉綿囊四合

右三味。以水四升。先煮梔子生姜。取二升半。內豉。煮取一升半。去滓。分二服。溫進一服。得吐者。止後服。

發汗若下之。而煩熱胸中窒者。梔子豉湯主之。

傷寒五六日。大下之後。身熱不去。心中結痛者。未欲解也。梔子豉湯主之。

傷寒下後。心煩腹滿。臥起不安者。梔子厚朴湯主之。

梔子（十四箇擘）　厚朴（四兩去皮）　枳實（四枚浸水炙令黃）

右三味。以水三升半。煮取一升半。去滓。分二服。温進一服。得吐者。止後服。

傷寒。醫以丸藥大下之。身熱不去。微煩者。梔子乾姜湯主之。大下之後。復發汗。（亡津）小便不利者。勿治之。得小便利。必自愈。下之後。復發汗。必振寒脈微細（註）所以然者。以內外俱虛故也。【經】下之後。發汗。晝日煩燥。不得眠。夜而安靜。不嘔不

宋本去皮上有炙字。

宋本成本。小便不利者下有亡津液故也五字。玉函無者字。作此亡津液。坊本無亡津二字傍書。坊本燥作躁。

成本玉函千金翼一兩作二兩。切八片成本作破八片。

渴。無表證。脈沈微。身無大熱者。乾姜附子湯主之。

梔子乾姜湯方

梔子十四箇擘 乾姜一兩

右二味。以水三升半。煮取一升半。去滓。分二服。温進一服。得吐者止後服。

凡用梔子湯。病人舊微溏者。不可與服之。

乾姜附子湯方

乾姜一兩 附子一枚生去皮切八片

右二味。以水三升。煮取一升。去滓。頓服。

大陽病發汗。汗出不解。其人仍發熱。心下悸。頭眩。身瞤動。振振欲擗地者。玄武湯主之。

玄武湯坊本作眞武湯。千金翼與本書同。

咽喉乾燥者。不可發汗。

淋家。不可發汗。發汗必便血。

瘡家雖身疼痛。不可發汗。汗出則痓。衄家不可發汗。汗出則必額上陷。脈急緊。直視不能目眴。不得眠。

宋本成本無汗出則必之則字。

宋本成本能下無目字。

亡血家。不可發汗。發汗則寒慄而振。汗家重發汗。必恍惚心亂。小便已陰疼。與禹餘粮丸。

病人有寒。復發汗。胃中冷吐蚘。

坊本冷下有必字。宋本蚘下有一作逆三字細註。

坊本汗下無此字玉函無若字先發汗先下之下并有者字

坊本無可字

坊本無者字無□印

後字坊本作復字先下下成本有之字

冒家汗出之章坊本與前章合為一章

坊本裡作裏成本裡未和作得裏和坊本停字下無下之二字

陽脈微者下有先字坊本者汗間有先字

本發汗而復下之此為逆也若先發汗治不為逆本先下之而反汗之此為逆若先下之治不為逆

傷寒醫下之續得下利清穀不止身疼痛者急當救裏後身疼痛清便自調者急當救表救裏宜回逆湯救表宜桂枝湯

病發熱頭痛脈反沈者□□若不差身體疼痛當救其裏宜回逆湯

大陽病先下而不愈因後發汗其人因致冒

冒家汗出自愈所以然者汗出表和故也裡未和然後復下之

大陽病未解脈陰陽俱停下之必先振慄汗出而解（註）但陽脈微者汗出而解但陰脈微者下之而解 經

若欲下之。宜調胃承氣湯。

大陽病。發熱汗出者。此榮弱衛強。故使汗出。欲救邪風者。宜桂枝湯。

傷寒五六日。（中風）往來寒熱。胸脇苦滿。默默不欲飲食。心煩喜嘔。或胸中煩而不嘔。或渴。或腹中痛。或脇下痞鞕。或心下悸。小便不利。或不渴。身有微熱。或欬者。小柴胡湯主之。

柴胡（半斤） 黃芩（三兩） 人參（三兩） 半夏（半升洗） 甘草（炙） 生姜（各三兩切）

大棗（十二枚擘）

右七味。以水一斗二升。煮取六升。去滓。再煮取三升。溫服一升。日三

坊本。此字下。有爲字。

坊本。中風二字在五六日下。宋本。默作嘿。成本。小柴胡湯上。有與字。

再煮。宋本成本作再煎。

日三服下成本有後加減法四字。宋本成本不嘔下無者字無加括樓根之加字若渴下。宋本無者字桂下。成本無枝字。

坊本摶作博。違作連。病作痛。成本嘿作默宋本也字下有一云藏府相違其病必下脇膈中痛十四字細註。

服。

若胸中煩而不嘔。去半夏人參。加括樓實一枚。若渴者。去半夏加人參合前成四兩半。加括樓根四兩。若腹中痛者。去黃芩。加芍藥三兩。若脇下痞鞕。去大棗。加牡蠣四兩。若心下悸。小便不利者。去黃芩加茯苓四兩。若不渴。外有微熱者。去人參加桂枝三兩。溫覆微汗愈。若欬者。去人參大棗生姜。加五味子半升。乾姜二兩。

血弱氣盡。腠理開。邪氣因入。與正氣相摶。結於脇下。正邪分爭。往來寒熱。休作有時。嘿嘿不欲飲食。藏府相違。其病必下。邪高病下。故使嘔也。小柴胡湯主之。

成本明下有也字。

小便黃玉函脈經千金翼成本共作小便難。

成本本渴飲水而嘔者作本渴而飲水嘔者。且坊本以本渴以下與前章合爲一章。

坊本無□印且法當腹中急痛六字接弦字下混入本文成本痛下有者字。者小間有與字。

甘草二兩成本作三兩。

內飴作內膠飴。

服柴胡湯已渴者。屬陽明。以法治之。得病六七日。脈遲浮弱。惡風寒。手足温。醫二三下之。不能食。而脇下滿痛。面目及身黃。頸項強。小便黃者。與柴胡湯。後必下重。

本渴飲水而嘔者。柴胡湯不中與也。食穀者噦。

傷寒四五日。身熱惡風。頸項強。脇下滿。手足温而渴者。小柴胡湯主之。

傷寒陽脈濇。陰脈弦。□□（法當腹中急痛）先與小建中湯。不差者。小柴胡湯主之。

小建中湯方

桂枝三兩去皮　甘草二兩炙　大棗十二枚擘　芍藥六兩　生姜三兩切　膠飴一升

右六味。以水七升。煮取三升。去滓。內飴。更上微火消解。温服一升。日

嘔家以下十二字。坊本接日三服下。分不為別章。橘按分不當係不分之誤

成本却下無復字。

坊本作大陽病過經十餘日。小柴胡湯之湯字。宋本無。大柴胡湯之湯字。成本無宋本。急下。有一云嘔止小安六字細註。

三服。

嘔家不可用建中湯。以甜故也。

傷寒中風。有柴胡證。但見一證便是。不必悉具。

凡柴胡湯病證而下之。若柴胡證不罷者。復與柴胡湯。必蒸蒸而振。却復發熱汗出而解。

傷寒二三日。心中悸而煩者。小建中湯主之。

大陽病（過經）十餘日。反二三下之。後四五日。柴胡證仍在者。先與小柴胡湯。嘔不止。心下急。鬱鬱微煩者。為未解也。與大柴胡湯下之則愈。

柴胡半斤　黃芩三兩　芍藥三兩　半夏半升洗　生姜五兩切

宋本成本此本柴胡下有證字，而字宋本作以字，之非間有此字。
潮熱者實也五字，坊本在非其治也下。
人參二兩，宋本玉函作一兩。
宋本硝作消，以下皆準之。
更煎宋本作更煮，坊本無不解二字，過經二字置十三日下，無時字，玉函時作而字，者以二字作内字。

枳實炙四枚　大棗擘十二枚

右七味。以水一斗二升。煮取六升。去滓。再煎。温服一升。日三服。註 一方加大黄二兩。若不加。恐不為大柴胡湯。

傷寒十三日不解。胸脇滿而嘔。日晡所發潮熱。已而微利。註 此本柴胡下之而不得利。今反利者。知醫潮熱者實也 以丸藥下之。非其治也。經 先宜服小柴胡湯以解外。後以柴胡加芒硝湯主之。

柴胡二兩十六銖　黄芩一兩　人參二兩　甘草炙一兩　生姜切一兩

半夏二十銖洗本云五枚　大棗擘四枚　芒硝二兩

右八味。以水四升。煮取二升。去滓。内芒硝。更煎微沸。分温再服。註 不解更作。

傷寒十三日不解。時讝語者過經以有熱也。當以湯下之。

若以下宋本成本與前章合爲一章

坊本無血自下者愈五字傍書下其間有下者愈三字成本解下無其字宋本湯下有後云解外宜桂枝湯八字細注

若小便利者大便當鞕而反下利脈調和者知醫以丸藥下之非其治也若自下利者脈當微厥今反和者此為內實也調胃承氣湯主之

大陽病不解熱結膀胱其人如狂（血自下者愈）血自下其外不解者尚未可攻當先解其外外解已但小腹急結者乃可攻之宜桃核承氣湯

桃仁五十箇（去皮尖）　大黃四兩　桂枝二兩（去皮）　甘草二兩（炙）　芒硝二兩

右五味以水七升煮取二升半去滓內芒硝更上火微沸下火先食溫服五合日三服（註）當微利

傷寒八九日下之胸滿煩驚小便不利讝語一身盡重不可轉側者柴

宋本本云以下十字置溫服一升之次。坊本又方作柴胡加龍骨牡蠣湯方。

成本無黃芩作半夏二合玉函鉛丹作黃丹宋本桂枝下有去皮二字牡蠣下有熬字。

成本十二味作十一味。

胡加龍骨牡蠣湯主之。㊟本云柴胡湯。今加龍骨等。

又方

柴胡四兩　龍骨　黃芩　生姜切　鉛丹　人參　桂枝

茯苓各一兩半　半夏二合半洗　大黃二兩　牡蠣一兩半　大棗六枚擘

右十二味。以水八升。煮取四升。內大黃切如碁子。更煮一兩沸。去滓。溫服一升。

傷寒。腹滿譫語。寸口脈。浮而緊。此肝乘脾也。名曰縱。刺期門。

傷寒。發熱。嗇嗇惡寒。大渴欲飲水。其腹必滿。自汗出。小便利。其病欲解。此肝乘肺也。名曰橫。刺期門。

反熨背．宋本作凡熨其背．成本作反熨其背．坊本解下有也字．無其發汗之發字．穀氣下流故也六字在必熱下．
宋本．入胃下有一作二日內燒瓦熨背．大汗出．火氣入胃十六字細註．玉函亦作太陽病二日而反燒瓦熨其背而大汗出．火燒入胃．脈經亦作火氣入胃．
小便鞕疑為大便鞕或小便難．
坊本．其身下．無必字．失其常度以下八字．在流溢下．兩相間有陽字．鞕作難．陰虛下．宋本玉函無則字．
床．坊本作牀．
臥起．成本作起臥．亡陽二字坊本在迫劫下．

大陽病二日反躁。反熨背。而大汗出。大熱入胃。胃中水竭。躁煩。必發讝語。〔註〕十餘日。振慄。自下利者。此為欲解。〔經〕故發其汗。從腰以下不得汗。欲小便不得。反嘔欲失溲。足下惡風。大便鞕。〔註〕小便當數。而反不數。及不多。〔經〕大便已。頭卓然而痛。其人（穀氣下流故也）足心必熱。

大陽病中風。以火劫發汗。邪風被火熱。（失其常度兩相熏灼）血氣流溢。其身必發黃。〔註〕陽盛則欲衄。陰虛則小便鞕。陰陽俱虛竭。身體則枯燥。〔經〕但頭汗出。劑頸而還。腹滿微喘。口乾咽爛。或不大便。久則讝語。甚者至噦。手足躁擾。捻衣摸床。〔註〕小便利者。其人可治。

傷寒脈浮。醫以火迫劫之。（亡陽）必驚狂。臥起不安者。桂枝去芍藥加蜀漆牡蠣龍骨救逆湯主之。

桂枝三兩去皮　甘草二兩炙　生姜三兩切　大棗十二枚擘　牡蠣五兩熬

醒。一本作腥。

右七味。成本作右爲末。

堅。坊本作緊。火下成本有者字。坊本無浮者之者字。弱者發熱四字傍書。

到經不解四字坊本在必躁下。坊本脈浮上無火邪二字。此爲實以下七字在之字下。成本吐作唾。灸字一本作炙。以下準之。坊本追虛追實四字在煩逆下。焦骨傷筋四字在有力下。范行準按坊本追虛逐實。聿修堂本同之。此云坊本亦追虛追實。或誤耳。

蜀漆（洗去醒）三兩　龍骨四兩

右七味。以水一斗二升。先煮蜀漆。減二升。內諸藥。煮取三升。去滓。溫服一升。註 本云桂枝湯。今去芍藥加蜀漆牡蠣龍骨。

形作傷寒。其脈不弦緊而弱。弱者必渴。被火必譫語。（弱者發熱）弱者發熱。脈浮者。解之當汗出愈。

大陽病。以火熏之。不得汗。其人必躁。（到經不解）必清血。名為火邪。

火邪。脈浮熱甚。（此為實實以虛治）而反灸之。因火而動。必咽燥吐血。

微數之脈。慎不可灸。因火為邪。則為煩逆。（追虛追實）血散脈中。火氣雖微。內攻有力。（焦骨傷筋）血難復也。

脈浮宜以汗解用火灸之邪無從出因火而盛病從腰以下必重而痺（火逆之也）欲自解者必當先煩乃有汗而解 註 何以知之脈浮知汗出解

燒針令其汗針處被寒核起而赤者必發奔豚（氣從小腹上衝心者）灸其核上各一壯與桂枝加桂湯 註 更加桂枝二兩也本云桂枝湯今加桂五兩所以加桂者以能泄奔豚氣也

火逆下之因燒針煩燥者桂枝甘草龍骨牡蠣湯主之

桂枝一兩（去皮） 甘草二兩（炙） 牡蠣二兩（熬） 龍骨二兩

右四味以水五升煮取二升半去滓溫服八合日三服

大陽傷寒者加溫針必驚也（關上）

大陽病當惡寒發熱今自汗出反不惡寒不發熱脈細數者以醫吐之

坊本知上有故字宋本成本火逆之也作名火逆也玉函作此爲火逆其在痺字下煩乃間宋本有煩字成本汗出解下有也字成本玉函欲以下爲別章

氣從小腹以下八字傍書坊本在發奔豚下

宋本載桂枝加桂湯方

橘按兩炙字白雲閣均作灸

燥坊本作躁

成本四味作爲末

宋本成本無不發熱之不字玉函不作而字過作故坊本關上二字在脈上

此為小逆四字在所致也下。

坊本，一二日云云之章接前章為一章，欲冷間有食字，夕作暮。

坊本過經二字在病十間，無〇印，吐也作吐下也，成本無柴胡湯證之湯字。

（此為小逆）過也。

一二日吐之者，腹中飢，口不能食，三四日吐之者，不喜糜粥，欲冷食，朝食夕吐，以醫吐之所致也。

大陽病，吐之，但大陽病當惡寒，今反不惡寒，不欲近衣，此為吐之內煩也。

病人脈數，數為熱，當消穀引食，而反吐者，此以發汗，令陽氣微，膈氣虛，脈乃數也，數為客熱，不能消穀，以胃中虛冷，故吐也。

大陽病，（過經）十餘日，心下溫溫欲吐，而胸中痛，大便反溏，腹微滿，鬱鬱微煩，先此時自極吐下者，與調胃承氣湯。㊟若不爾者，不可與。〇但欲嘔，胸中痛，微溏者，此非柴胡湯證，以嘔故知極吐也。

坊本小腹作少腹。症作經。

坊本作大黃三兩。千金翼作二兩四味下成本玉函有爲末二字。

坊本小腹作少腹。小便不利以下九字傍書在鞕小間。血證以下四字在者抵間。

不可餘藥本書一作不再餘藥坊本小腹作少腹當下無可字爲有血也四字在者當間不可餘藥四字在之宜間。

若不下者更服六字坊本在下血下。

大陽病六七日。表證仍在。脈微而沈。反不結胸。其人發狂者。以熱在下焦。小腹當鞕滿。小便自利者。下血乃愈。㊟所以然者。以大陽隨症瘀熱在裏故也。經抵當湯主之。

水蛭熬 䖟蟲各三十箇去翅足熬 桃仁二十箇去皮尖 大黃二兩酒洗

右四味。以水五升。煮取三升。去滓。溫服一升。不下更服。

大陽病身黃。脈沈結。小腹鞕。小便不利者為無血也小便自利。其人如狂者。血證諦也抵當湯主之。

傷寒有熱。小腹滿。應小便不利。今反利者。為有血也當可下之不可餘藥宜抵當丸。

水蛭二十箇熬 䖟蟲二十箇去翅足熬 桃仁二十五箇去皮尖 大黃三兩

右四味。擣分四丸。以水一升。煮一丸。取七合服之。晬時當下血。若不下者更服

大陽病小便利者。以飲水多。必心下悸。小便少者。必苦裏急也。

坊本。大陽病下。無結胸二字。

橘按。白雲閣本。病在以下七字。作病有藏結有結胸。答作師。無如結胸狀以下十二字。飲食如故時時下利舌上白胎滑者爲難治十七字。在下章不可攻也下。

坊本。症作證。宋本。寒熱下有一云寒而不熱六字細註。

宋本。反下之下有一作汗出四字細註。成本痞下無也字。坊本所以以下十三字。接前章爲一章。

辨大陽病　結胸

問曰。病在結胷。有藏結。其狀如何。答曰。按之痛。寸脈浮。關脈沈。名曰結胷也。何謂藏結。答曰。如結胷狀。飲食如故。時時下利。寸脈浮。關脈小細沈緊。名曰藏結。舌上白胎滑者難治。

藏結無陽症。不往來寒熱。其人反靜。舌上胎滑者。不可攻也。

病發於陽。而反下之。熱入因作結胷。

病發於陰。而反下之。因作痞也。

所以成結胸者。以下之太早故也。

結胸者。項亦強。如柔痓狀。下之則和。宜大陷胸丸。

坊本以結胸證悉具以下為別章燥作躁。

坊本胃中空虛客氣動膈八字在痛短間。宋本拒痛下有一云頭痛卽眩六字細註。

坊本無若不大結胸之大字及宜大陷胸丸五字宋本無黃也之也字。

成本無匕字。

結胸證其脈浮大者不可下下之則死結胸證悉具煩燥者亦死

大陽病脈浮而動數（註）浮則為風數則為熱動則為痛數則為虛（經）頭痛發熱微盜汗出而反惡寒者表未解也醫反下之動數變遲胃中空虛客氣動膈膈內拒痛短氣躁煩心中懊憹陽氣內陷心下因鞕則為結胸大陷胸湯主之若不大結胷但頭汗出餘處無汗劑頸而還小便不利身必發黃也宜大陷胸丸

大陷胷湯方

大黃六兩去皮　芒硝一升　甘遂一錢匕

右三味以水六升先煮大黃取二升去滓內芒硝煮一兩沸內甘遂末溫服一升得快利止後服

宋本成本，大陷胸丸方接結胸者項亦強云云之章後。

大陷胸丸方

大黃半斤　葶藶子半升熬　芒硝半升　杏仁半升去皮尖熬黑

右四味，擣篩二味，內杏仁芒硝，合研如脂，和散，取如彈丸一枚，別擣甘遂末一錢匕，白蜜二合，水二升，煮取一升，溫頓服之，一宿乃下，如不下，更服，取下為效，禁如藥法。

傷寒六七日，結胷熱實，脉沈而緊，心下痛，按之石鞕者，大陷胷湯主之。

傷寒十餘日，熱結在裏，復往來寒熱者，與大柴胡湯，但結胷無大熱，但頭微汗出者，大陷胷湯主之。無大熱者，此為水結在胷脅也。

坊本，大熱者以下十二字，傍書在但結胸下，無無大熱三字。

大陽病，重發汗而復下之，不大便五六日，舌上燥而渴，日晡所小有潮

發心胸大煩五字.坊本無宋本潮熱下有一云日晡所發心胸大煩十字細註.坊本少結胸者以下爲別章少結胸者作小結胸病.成本一枚作一箇.坊本無先煮括蔞實之實字.

此本有寒飲也六字坊本在者反間.飲作分.

宋本促下有一作縱三字細註坊本.此爲欲解也五字.在結胸者下無□印.

脈浮以下坊本接前章爲一章.

熱發心胸大煩從心下至少腹鞕滿而痛不可近者大陷胷湯主之少結胸者正在心下按之則痛脈浮滑者小陷胸湯主之

黃連一兩 半夏半升洗 括蔞實大者一枚

右三味以水六升先煮括蔞實取三升去滓內諸藥煮取二升去滓分温三服

大陽病二三日不能臥但欲起心下必結脈微弱者（此本有寒飲也）反下之若利止必作結胸未止者四五日復下之此作協熱利也

大陽病下之其脈促不結胸者（此爲欲解也）□□□□□□

脈浮者必結胸脈緊者必咽痛脈弦者必兩脅拘急脈細數者頭痛

未止。脈沈緊者。必欲嘔。脈沈滑者。協熱利。脈浮滑者。必下血。

病在陽。應以汗解之。反以冷水潠之。若灌之。其熱被劫不得去。彌更益煩。肉上粟起。意欲飲水。反少渴者。服文蛤散。若不差者。與五苓散。寒實結胸。無熱證者。與三物小陷胸湯。㊟白散亦可服。

坊本少渴作不渴。以寒實結胸以下。爲別章。

文蛤散

文蛤五兩

右一味。為散。以沸湯和一方寸匕服。湯用五合。

一方寸匕。成本作一錢匕。

白散

桔更三分　巴豆一分去皮去熬黑研如脂　貝母三分

更坊本作梗。去皮去坊本作去皮心。

坊本無五苓散三字。

身熱以下之章接冷粥一杯之後合爲一章

與作與

太陽及太椎之太字一本作大

右三味為散內巴豆更於臼中杵之以白飲和服強人半錢匕羸者減之病在膈上必吐在膈下必利不利進熱粥一杯利過不止進冷粥一杯

五苓散

身熱皮粟不解欲引衣自覆者若以水潠之洗之益令熱劫不得出

當汗而不汗則煩假令汗出已腹中痛與芍藥三兩如上法

太陽與少陽併病頸項強痛或眩冒時如結胸心下痞鞕者當刺太椎第一間肺俞肝俞慎不可發汗發汗則讝語脈弦五日讝語不止當刺期門

婦人中風。發熱惡寒。經水適來。得之七八日。熱除而脈遲。身涼。胸脇下滿。如結胸狀。讝語者。此為熱入血室也。當刺期門。隨其實而取之。

成本取作寫。

婦人中風七八日。續得寒熱。發作有時。經水適斷者。此為熱入血室其血必結。故使如瘧狀。發作有時。小柴胡湯主之。

橘按寫應作瀉此爲熱入血室六字坊本在適斷者下。

婦人傷寒發熱。經水適來。晝日明了。暮則讝語。如見鬼狀者。此為熱入血室。無犯胃氣及上二焦。必自愈。

傷寒六七日。發熱微惡寒。支節煩疼。微嘔。心下支結。外證未去者。柴胡桂枝湯主之。

成本柴胡下有加字。

成本玉函作桂枝一兩半

宋本無各字

坊本此爲未解也五字在者柴間

桂枝去皮　黄芩一兩半　人參一兩半　甘草一兩炙　半夏二合半洗

芍藥一兩半　大棗六枚擘　生姜一兩半切　柴胡四兩

右九味，以水七升，煮取三升，去滓，溫服一升。註本云人參湯，作如桂枝法，加半夏柴胡黄芩，復如柴胡法，今用人參作各半劑。

傷寒五六日，已發汗而復下之，胷脅滿，微結，小便不利，渴而不嘔，但頭汗出，往來寒熱，心煩者，此為未解也柴胡桂枝乾姜湯主之。

柴胡半斤　桂枝三兩去皮　乾姜二兩　括蔞根四兩　黄芩三兩　牡蠣二兩熬

甘草二兩炙

右七味，以水一斗二升，煮取六升，去滓，再煎取三升，溫服一升，日三服。初服微煩，復服汗出便愈。

坊本此爲陽微結以下十八字在脈細者下。

坊本此雖已下之以下十字在與柴胡湯下。此爲結三字作此爲結胸在鞕痛者下。此爲痞三字在不痛者下。

再煮宋本作再煎。

傷寒五六日。頭汗出。微惡寒。手足冷。心下滿。口不欲食。大便鞕。脈細者。（此為陽微結。必有表。復有裏也。脈沈者。亦有裏也。）

注　汗出。為陽微。假令純陰結。不得復有外證。悉入在裏。此為半在裏半在外也。脈雖沈緊。不得為少陰病。所以然者。少陰不得有汗。今頭汗出。故知非少陰也。

經　可與小柴胡湯。設不了了者。得屎而解。

傷寒五六日。嘔而發熱者。柴胡湯證具。而以他藥下之。柴胡證仍在者。復與柴胡湯。（此雖已下之不為逆也）必蒸蒸而振。却發熱汗出而解。若心下滿而鞕痛者。（此為結）大陷胸湯主之。但滿而不痛者。（此為痞）柴胡不中與之。宜半夏瀉心湯。

半夏半升　黃芩　乾姜　人參　甘草炙各三兩　黃連一兩　大棗擘十二枚

右七味。以水一斗。煮取六升。去滓再煮。取三升。溫服一升。日三服。

大陽少陽併病。而反下之。成結胸。心下鞕。下利不止。水漿不下。其人心

坊本心煩下無□印。

此表解以下七字。坊本在者十間。

坊本無羸人者之者字。平旦服三字在温服之下。加半錢三字在更服下。無陽則陰獨五字。坊本在陽氣並竭下。但虛作俱虛。

煩。□□□□□

脈浮而緊。復下之。緊反入裏。則作痞。按之自濡。但氣痞耳。

大陽中風。下利嘔逆。（註）表解者。乃可攻之。（經）其人漐漐汗出。發作有時。頭痛。心下痞鞕滿。引脅下痛。乾嘔短氣。汗出不惡寒者。此表解裏未和也 十棗湯主之。

芫花 熬 甘遂 大戟

右三味等分。各別擣為散。以水一升半。先煮大棗肥者十枚。取八合。去滓。內藥末。（註）強人服一錢匕。羸人者服半錢。（經）温服之。平旦服 若下少。病不除者。明日更服。加半錢 得快下利後。糜粥自養。

大陽病。醫發汗。遂發熱惡寒。因復下之。心下痞。（註）表裏但虛。陰陽氣並竭。無陽則陰獨 （經）復加燒針。

坊本闕上二字在脈浮間。成本無一方云以下九字。坊本以心下痞按之濡以下十九字。爲一章。以心下痞而復以下十七字。爲一章。以本以下之故心下痞以下三十二字爲一章。

坊本無黃芩。右三味作右二味。

成本玉凾千金翼二枚作一枚。

因胸煩。（註）面色青黃。膚瞤者難治。今色微黃。手足溫者易愈。（經）心下痞。按之濡。其（闕上）脈浮者。大黃黃連瀉心湯主之。心下痞。而復惡寒。汗出者。附子瀉心湯主之。（本以下之故）心下痞。與瀉心湯。痞不解。其人渴而口燥者。小便不利者。五苓散主之。（註）一方云。忍之一日乃愈。

大黃黃連瀉心湯方

大黃二兩　黃連　黃芩各一兩

右三味。以麻沸湯二升漬之。須臾絞去滓。分溫再服。

附子瀉心湯方

大黃二兩　黃連一兩　黃芩一兩　附子二枚炮去皮破別煮取汁

右四味。切三味。以麻沸湯二升漬之。須臾絞去滓。內附子汁。分溫再

坊本。此非結熱四字。在益甚下。

服。

傷寒汗出解之後。胃中不和。心下痞鞕。乾噫食臭。脅下有水氣。腹中雷鳴。下利者。生姜瀉心湯主之。

生姜四兩切　甘草三兩炙　人參三兩　乾姜一兩　黃芩三兩　半夏半升洗

黃連一兩　大棗十二枚擘

右八味。以水一斗。煮取六升。去滓。再煎取三升。溫服一升。日三服。

傷寒中風。醫反下之。其人下利日數十行。穀不化。腹中雷鳴。心下痞鞕而滿。乾嘔。心煩不得安。醫見心下痞。謂病不盡。復下之。其痞益甚。此非結熱 註 但以胃中虛。客氣上逆。故使鞕也。 經 甘草瀉心湯主之。

坊本。大棗下。有擘字。

附子瀉心湯。本云以下。宋本置生姜瀉心湯方后。玉函成本並無。

成本。復不止。作復利不止。

成本。右字作已上二字。脫分溫二字。

甘草四兩炙　黃芩三兩　乾姜三兩　半夏半升洗　大棗十二枚　黃連一兩

右六味。以水一斗。煮取六升。去滓。再煎取三升。溫服一升。日三服。註附子瀉心湯。本云。加附子半夏瀉心湯。甘草瀉心湯。同體別名耳。生姜瀉心湯。本云理中人參黃芩湯。去桂枝朮加黃連。幷瀉肝法。

傷寒服湯藥。下利不止。心下痞鞕。服瀉心湯已。復以他藥下之。利不止。醫以理中與之。利益甚。註理中者。理中焦。此利在下焦。經赤石脂禹餘粮湯主之。註復不止者。當利其小便。

赤石脂一斤碎　太一禹餘粮一斤碎

右二味。以水六升。煮取二升。去滓。分溫三服。

傷寒吐下後。發汗。虛煩。脈甚微。八九日。心下痞鞕。脅下痛。氣上衝咽喉。眩冒。經脈動惕者。久而成痿。

傷寒發汗。若吐。若下。解後。心下痞鞕。噫氣不除者。旋復代赭湯主之。

旋復花三兩 人參二兩 生姜五兩 代赭一兩 甘草三兩炙 半夏半升洗 大棗十二枚擘

右七味。以水一斗。煮取六升。去滓。再煎取三升。温服一升。日三服。

喘家。下後。不可更行桂枝湯。若汗出而喘。無大熱者。可與麻黃杏子甘草石膏湯。

大陽病。外證未除。而數下之。遂協熱。而利下不止。心下痞鞕。表裏不解者。桂枝人參湯主之。

桂枝四兩別切 甘草四兩炙 白朮三兩 人參三兩 乾姜三兩

成本玉函赭下有石字。

成本生姜下有切字。代赭下有石字。

成本右下有件字。

坊本無喘家二字。

坊本利下間有利字。

別切。成本玉函作去皮。

五升下玉函有去滓二字非是成本。三升下脫去滓二字。

坊本表未解也四字在者不間。

桂枝人參湯作桂枝湯。

坊本□印作大柴胡湯主。

成本玉函喉咽作咽喉。坊本此為胸中有寒飲也。作此為胸有寒也。

右五味。以水九升。先煮四味。取五升。内桂。更煮。取三升。去滓。温服一升。註 日再夜一服。

傷寒。大下後。復發汗。心下痞。惡寒者（表未解也）。不可攻痞。當先解表。表解乃可攻痞。註 解表宜桂枝人參湯。攻痞宜大黃黃連瀉心湯。

傷寒。發熱汗出不解。心中痞鞕。嘔吐而下利者。□□□□之。

病如桂枝證。頭不痛。項不強。寸脈微浮。胷中痞鞕。氣上衝喉咽。不得息者（此▮胸中有寒飲也）。當吐之。宜瓜蒂散。

瓜蒂（熬黃）一分　赤小豆 一分

右二味。各別擣篩。為散已。合治之。取一錢匕。以香豉一合。用熱湯七

成本傷寒下有病字。脈經、千金、千金翼白虎加人參湯作白虎湯。

六合宋本作六兩。

此方以下成本不載。宋本無○印及腹痛下利之下字。白虎加人參湯千金、千金翼、外台作白虎湯。次章亦同。

合煮作稀糜。去滓。取汁和散。溫頓服之。不吐者。少少加。得快吐乃止。（註）諸亡血虛家不可與瓜蒂散。

病脅下素有痞。連在臍傍。痛引少腹。入陰筋者。此名藏結。死。

傷寒。若吐若下後。七八日不解。（註）熱結在裏（經）表裏俱熱。時時惡風。大渴。舌上乾燥而煩。欲飲水數升者。白虎加人參湯主之。

知母六兩　石膏一斤碎　甘草二兩炙　人參二兩　粳米六合

右五味。以水一斗。煮米熟湯成。去滓。溫服一升。日三服。

（註）此方立夏後立秋前乃可服。立秋後不可服。正月二月三月尚凜冷。亦不可與服之。與之則嘔利而腹痛。○諸亡血虛家。亦不可與。得之則腹痛下利者。但可溫之當愈。

傷寒。無大熱。口燥渴。心煩。背微惡寒者。白虎加人參湯主之。

宋本解下。無者字。

愈字。一本作俞。

傷寒。脈浮。發熱無汗。(註)其表不解者。不可與白虎湯。[經]渴欲飲水。無表證者。白虎加人參湯主之。

大陽少陽併病。心下鞕。頸項強而眩者。當刺大椎。肺愈。肝愈。愼勿下之。

大陽與少陽合病。自下利者。與黃芩湯。若嘔者。黃芩加半夏生姜湯主之。

黃芩湯

黃芩三兩　芍藥二兩　甘草二兩炙　大棗十二枚擘

右四味。以水一斗。煮取三升。去滓溫服一升。(註)日再。夜一服。

宋本生姜下有一方三兩四字。

成本作温服一升日三服夜二服。無疑非仲景法五字。宋本法作方。晝三以下九字傍書爲本文無嵌註四字。疼煩成本作煩疼。坊本無臍下心下鞕五字。不利作自利。宋本大便鞕下有一云臍下心下鞕五字細註。

黄芩加半夏生姜湯

黄芩三兩 芍藥二兩 甘草二兩炙 大棗十二枚擘 半夏半升洗 生姜一兩半切

右六味以水一斗煮取三升去滓温服一升。(註)日再夜一服。

傷寒胷中有熱胃中有邪氣腹中痛欲嘔吐者黄連湯主之。

黄連三兩 甘草三兩炙 乾姜三兩 桂枝三兩去皮 人參二兩 半夏半升洗

大棗十二枚擘

右七味以水一斗煮取六升去滓温服(晝三夜二疑非仲景法)(註)晝三夜二

傷寒八九日風濕相搏身體疼煩不能自轉側不嘔不渴脈浮虛而濇者桂枝附子湯主之。若其人大便鞕(臍下心下鞕)小便不利者去桂加白术湯主之。

成本桂下有枝字。

成本附子下有破八片三字。

坊本無□印。上小便不利，宋本作小便自利。恐多也三字在附子三枚下。

桂枝附子湯

桂枝（去皮）四兩　附子（炮去皮破）三枚　生姜（切）三兩　大棗（擘）十二枚　甘草（炙）二兩

右五味，以水六升，煮取二升，去滓，分溫三服。

去桂加白朮湯

附子（炮去皮破）三枚　白朮四兩　生姜（切）三兩　甘草（炙）二兩　大棗（擘）十二枚

右五味，以水六升，煮取二升，去滓，分溫三服。

初一服，其人身如痺，半日許復服之，三服都盡，其人如冒狀，勿怪。此以附子朮倂走皮內，逐水氣未得除，故使之耳。□法當加桂四兩。（註）此本一方二法，以大便鞕小便不利，去桂也；以大便不鞕小便不利，當加桂。附子三枚（恐多也），虛弱家及產婦，宜減服之。

疼煩成本作煩疼。

三升宋本成本作二升玉函作三升汗出止宋本作汗止成本金匱作汗出無將字宋本妙作始

滑字下宋本有此以表有熱裏有寒八字成本有此表有熱裏有寒七字

坊本無解而後三字

風濕相摶。骨節疼煩。掣痛不得屈伸。近之則痛劇。汗出短氣。小便不利。惡風不欲去衣。或身微腫者。甘草附子湯主之。

甘草二兩　附子二枚炮去皮破　白朮二兩　桂枝四兩去皮

右四味。以水六升。煮取三升。去滓。溫服一升。日三服。（註）初服得微汗則解。能食汗出止。復煩者。將服五合。恐一升多者。宜服六七合為妙。

傷寒脈浮滑。白虎湯主之。

知母六兩　石膏一斤碎　甘草二兩炙　粳米六合

右四味。以水一斗。煮米熟湯成。去滓。溫服一升。日三服。

傷寒解而後。脈結代。心動悸。炙甘草湯主之。

生地黃下、金匱有酒洗字、成本麻仁作麻子人、大棗三十枚作十二枚、

成本緩下有而字、無復動者之者字、

甘草四兩炙　生姜三兩切　人參二兩　生地黃一斤　桂枝三兩去皮　阿膠二兩

麥門冬半升去心　麻仁半升　大棗三十枚擘

右九味。以清酒七升。水八升。先煮八味。取三升。去滓。內膠烊消盡。溫服一升。日三服。一名復脈湯

脈按之來緩。時一止復來者。名曰結。又脈來動而中止。更來小數。中有還者。反動。名曰結陰也。脈來動而中止。不能自還。因而復動者。名曰代陰也。得此脈者。必難治。

辨陽明病

問曰。病有大陽陽明。有正陽陽明。有少陽陽明。何謂也。答曰。大陽陽明者。脾約是也。正陽陽明者。胃家實是也。少陽陽明者。發汗利小便已。胃中燥煩實。大便難是也。

宋本約下有一云絡三字細註.

陽明之為病。胃家實是也。

宋本實下有一作寒三字細註.成本無是字.

問曰。何緣得陽明病。答曰。大陽病。發汗若下。若利小便。此亡津液。胃中乾燥。因轉屬陽明。不更衣。內實大便難者。此名陽明也。

坊本大陽下有若字.

問曰。陽明病外證云何。答曰。身熱汗自出。不惡寒。反惡熱也。

問曰。病有得之一日。不發熱而惡寒者。何也。答曰。雖得之一日。惡寒將自罷。卽自汗出而惡熱也。

問曰。惡寒何故自罷。答曰。陽明居中。主土也。萬物所歸。無所復傳。始雖惡寒。二日自止。此為陽明病也。

本太陽。初得病時。發其汗。汗先出不徹。因轉屬陽明也。

傷寒。發熱無汗。嘔不能食。而反汗出濈濈然者。是轉屬陽明也。

傷寒三日。陽明脈大。

傷寒脈浮而緩。手足自溫者。是為繫在太陰。太陰者。身當發黃。若小便自利者。不能發黃。至七八日。大便難者。為陽明病也。

傷寒轉繫陽明者。其人濈然。微汗出也。

成本玉函千金翼、無主字.

太、一本作大.

坊本難作鞕.

橘按白雲閣本轉繫作轉屬.

成本若中寒者下。無者字。此欲作固瘕五字。坊本在出必間。

成本無初字坊本。無□印。

宋本併作幷。橘按白雲閣本無反字。解下有者字。緊作小。

坊本以其人以下十字接也字下。

陽明中風。口苦咽乾。腹滿微喘。發熱惡寒。脈浮而緊。若下之。則腹滿小便難也。

陽明病。若能食。名中風。不能食。名中寒。

陽明病。若中寒者。不能食。小便不利。手足濈然汗出。（此欲作固瘕）必大便初鞕後溏。註 所以然者。以胃中冷水穀不別故也。

陽明病。初欲食。小便反不利。大便自調。其人骨節疼。翕翕如有熱狀。奄然發狂。□□□□濈然汗出而解。註 汗出而解者。此水不勝穀氣。與汗共併。脈緊則愈。

陽明病。欲解時。從申至戌上。

陽明病。不能食。攻其熱必噦。（以其人本虛。攻其熱必噦）註 所以然者。胃中虛冷故也。

金匱遲食間有者字。微作發。玉函亦作發癉。成本作疸。此欲作穀癉五字。坊本在難雖間。金匱必字在小便下。

橘按。白雲閣本而欬作若欬者。

而小便不利者。成本無而字。

橘按。白雲閣本無陽明病被火以下一章。

陽明病。脈遲。食難用飽。飽則微煩。頭眩。必小便難。（此欲作穀癉）雖下之。腹滿如故。

註 所以然者。脈遲故也。

陽明病。法多汗。反無汗。其身如蟲行皮中狀者。此以久虛故也。

陽明病。反無汗。而小便利。二三日嘔而欬。手足厥者。必苦頭痛。若不欬不嘔。手足不厥者。頭不痛。

陽明病。但頭眩。不惡寒。故能食而欬。其人咽必痛。若不欬者。咽不痛。

陽明病。無汗。小便不利。心中懊憹者。身必發黃。

陽明病。被火。額上微汗出。而小便不利者。必發黃。

脈浮而緊者之緊作大字

了者一本作了了者此必大便鞕故也七字傍書坊本在者以間

白雲閣本病作證死下有利字

宋本赤色作色赤

坊本無傍書喘下作有潮熱者此外欲解可攻裏也手足濈然汗出者此

陽明病脈浮而緊者必潮熱發作有時但浮者必盜汗出

陽明病口燥但欲漱水不欲嚥者此必衄

陽明病本自汗出醫更重發汗病已差尚微煩不了者（此必大便鞕故也）以亡津液胃中乾燥故令大便鞕

註 當問其小便日幾行若本小便日三四行今日再行故知大便不久出今為小便數少以津液當還入胃中故知不久必大便也

傷寒嘔多雖有陽明證不可攻之

陽明病心下鞕滿者不可攻之攻之利遂不止者死止者愈

陽明病面合赤色不可攻之必發熱色黃者小便不利也

陽明病不吐不下心煩者可與調胃承氣湯

陽明病脈遲雖汗出不惡寒者其身必重短氣腹滿而喘（有潮熱此外欲解可攻裏也汗出者）有潮熱手足

濈然（此大便已鞕也。）汗出者。大承氣湯主之。

若汗多。微發熱惡寒者。外未解也。其熱不潮。未可與承氣湯。若腹大滿。不通者。可與小承氣湯。微和胃氣。勿令至大泄下。

大承氣湯

大黃四兩（酒洗）　厚朴半斤（炙去皮）　枳實五枚（炙）　芒硝三合

右四味。以水一斗。先煮二物。取五升。去滓。內大黃。更煮取二升。去滓。內芒硝。更上微火一兩沸。分溫再服。（註）得下餘勿服。

小承氣湯

大黃四兩　厚朴二兩（炙去皮）　枳實三枚（大者炙）

大便已鞕也。大承氣湯主之。成本濈然下有而字。

坊本若汗多以下。與前章合為一章。

勿令至大泄下。成本無至字。

成本煑上無更字。

微火作火微。

厚朴二兩。一本作四兩。

坊本小承氣湯作大承氣湯。

不鞕者以下七字接湯字下成本脫不可與之之可字坊本以若不大便以下合前章為一章

成本無有燥屎也之也字

宋本以直視以下合前章為一章

右三味以水四升煮取一升二合去滓分溫二服（註）初服湯當更衣不爾者盡飲之若更衣者勿服之

陽明病潮熱大便微鞕者可與小承氣湯 不鞕者不可與之

若不大便六七日恐有燥屎欲知之法少與小承氣湯湯入腹中轉失氣者此有燥屎也乃可攻之若不轉失氣者此但初頭鞕後必溏不可攻之攻之必脹滿不能食也欲飲水者與水則噦其後發熱者必大便復鞕而少也以小承氣湯和之不轉失氣者慎不可攻也

夫實則讝語虛則鄭聲（註）鄭聲重語也

直視讝語喘滿者死下利者亦死發汗多若重發汗者亡其陽讝語脈短者死脈自和者不死

坊本無以上之以字。怵惕之怵字。

脈弦以下傍書在直視下。發潮熱作發熱。宋本不安下。有一云順衣妄撮怵惕不安十字細註。玉函摸牀作撮空。成本止上脫則字。

成本止下無者字。

坊本因與承氣湯云云之章與前章。合為一章。成本轉氣作轉失氣。脫勿上之者字及又字。

坊本枚下有也字。

傷寒。若吐若下後。不解。不大便五六日以上。至十餘日。日晡所發潮熱。不惡寒。獨語如見鬼狀。若劇者。發則不識人。循衣摸牀。怵惕而不安。微（脈弦者生。澀者死。微者但發潮熱。）喘直視。讝語者。大承氣湯主之。（註）若一服利。則止後服。

陽明病。其人多汗。以津液外出。胃中燥。大便必鞕。鞕則讝語。小承氣湯主之。若一服讝語止者。更莫後服。

陽明病。讝語發潮熱。脈滑而疾者。小承氣湯主之。

因與承氣湯一升。腹中轉氣者。更服一升。若不轉氣者。勿更與之。明日又不大便。脈反微濇者。裏虛也。為難治。不可更與承氣湯也。

陽明病。讝語有潮熱。反不能食者。胃中必有燥屎五六枚。若能食

宋本瀉作寫。坊本此為風三字。在中也間。下之愈三字在也宜間。成本玉函作下之則愈。宋本。大承氣湯下有一云大柴胡湯六字細註。沈為在裏四字坊本在喘而間。橘按。白雲閣本沈為在裏在滿而間。成本玉函。面上有而字。宋本垢下有又作枯一云向輕七字細註。坊本發汗下有則字。無□印。

者。但鞕耳。宜大承氣湯下之。

陽明病。下血讝語者。此為熱入血室。但頭汗出者。刺期門。隨其實而瀉之。濈然汗出則愈。

汗出讝語者。以有燥屎在胃中（此▯風）也。須下者。過經乃可下之。下之若早。語言必亂。以表虛裏實（下之愈）故也。宜大承氣湯。傷寒四五日。脈沈而喘滿（沈為在裏）。而反發其汗。津液越出。大便為難。表虛裏實。久則讝語。

三陽合病。腹滿身重。難以轉側。口不仁。面垢。讝語。遺尿。發汗。讝語。□□□下之則額上生汗。手足逆冷。若自汗出者。白虎湯主之。

二陽併病。大陽證罷。但發潮熱。手足漐漐汗出。大便難而讝語者。下之

成本。温針。作燒針。

脈浮發熱四字。坊本在下若渴間。坊本豬苓湯主之下載豬苓湯方。

則愈。宜大承氣湯。

陽明病。脈浮而緊。咽燥口苦。腹滿而喘。發熱汗出。不惡寒反惡熱。身重。若發汗則躁。心憒憒反讝語。若加溫針。必怵惕煩躁不得眠。若下之則胃中空虛。客氣動膈。心中懊憹。舌上胎者。梔子豉湯主之。若渴欲飲水。口乾舌燥者。白虎加人參湯主之。若渴欲飲水。（脈浮發熱）小便不利者。豬苓湯主之。

陽明病。汗出多而渴者。不可與豬苓湯。以汗多胃中燥。豬苓湯復利其小便也。

脈浮而遲。表熱裏寒。下利清穀者。回逆湯主之。

小結胸坊本作不結胸在溫心間.

坊本柴上有小字.宋本者下有與字.無主之二字.

成本解下有也字.

坊本無陽明病之病字.

宋本無面字.

若胃中虛冷不能食者飲水則噦脈浮發熱口乾鼻燥能食者則衄

陽明病下之其外有熱手足溫小結胸心中懊憹飢不能食但頭汗出者梔子豉湯主之

陽明病發潮熱大便溏小便自可胷脅滿不去者柴胡湯主之

陽明病脅下鞕滿不大便而嘔舌上白胎者可與小柴胡湯上焦得通津液得下胃氣因和身濈然汗出而解

陽明病中風脈弦浮大而短氣腹都滿脅下及心痛久按之氣不通鼻乾不得汗嗜臥一身及面目悉黃小便難有潮熱時時噦耳前後腫刺

坊本症作證。

此為津液內竭六字坊本在者雖間。

成本及下與字。

成本方作導。

成本玉函千金翼無食字。

成本玉函於銅器內作內銅器中當須作之稍。如作似候字坊本作欲。

宋本疑非仲景意五字在之已間成本無疑以下五字及已試甚良四字。

之小差。外不解。病過十日。脈續浮者。與小柴胡湯。脈但浮。無餘症者。與麻黃湯。（註）若不尿。腹滿加噦者。不治。

陽明病自汗出。若發汗。小便自利者。此為津液內竭雖鞕不可攻之。當須自欲大便。宜蜜煎導而通之。若土瓜根及大豬膽汁。皆可為導。

蜜煎方

食蜜七合

右一味。於銅器內。微火煎。當須凝如飴狀。攪之勿令焦著。候可丸。併手捻作挺。令頭銳。大如指。長二寸許。當熱時急作。冷則鞕。以內穀道中。以手急抱。欲大便時。乃去之。疑非仲景意已試甚良。

大上無又字。少許法酢作醋。少許酢坊本作醋。

成本汗出下無者字。坊本此爲熱越四字在不能發黃上。此爲瘀熱有裏六字在者身間。玉函成本千金翼無蒿字。橘按有應作在。金匱玉函成本一斗二升作一斗。分下有溫字。

又大豬膽一枚。瀉汁和少許法酢。以灌穀道內。如一食頃。當大便出宿食惡物。甚効。

陽明病。脈遲。汗出多。微惡寒者。表未解也。可發汗。宜桂枝湯。

陽明病。脈浮。無汗而喘者。發汗則愈。宜麻黃湯。

陽明病。發熱汗出者。（此為熱越）不能發黃也。但頭汗出。身無汗。劑頸而還。小便不利。渴引水漿者。（此為瘀熱有裏）身必發黃。茵蔯蒿湯主之。

茵蔯蒿（六兩）　梔子（十四枚 擘）　大黃（二兩）

右三味。以水一斗二升。先煮茵蔯。減六升。內二味。煮取三升。去滓。分三服。小便當利。（註）尿如皂莢汁狀。色正赤。一宿腹減。黃從小便去也。

白雲閣本證作病，坊本所以然下十三字在畜血下，尿作屎，難作鞕，無而字，成本黑下無者字。

坊本胃中有燥屎者下接可攻以下十六字，若有燥屎者五字置宜字上。

坊本燥作躁。

坊本所以然者以下十字在也宜間，坊本鞕作難，宋本冒字下有一作息三字細註。

陽明證。其人喜忘者，必有畜血。（所以然者。本有久瘀血。故令喜忘。）尿雖難。大便反易。而其色必黑者。宜抵當湯下之。

陽明病下之。心中懊憹而煩。胃中有燥屎者。宜大承氣湯。（註）若有燥屎者。可攻。腹微滿。初頭鞕。後必溏者。不可攻之。

病人不大便五六日。繞臍痛。煩燥。發作有時者。此有燥屎。故使不大便也。病人煩熱。汗出則解。又如瘧狀。日晡所發熱者。屬陽明也。脈實者。宜下之。脈浮虛者。宜發汗。下之與大承氣湯。發汗宜桂枝湯。

大下後。六七日不大便。煩不解。腹滿痛者。此有燥屎也。（所以然者。本有宿食故也。）宜大承氣湯。

病人小便不利。大便乍難乍易。時有微熱。喘冒不能臥者。有燥屎也。

宋本嘔下無者字。坊本載吳茱萸湯方。

坊本脈緩浮弱作寸緩關浮尺弱。無脈字及寸關尺三字傍書。

渴者此以下八字。接而字下。脫渴字。

宋本和下有一作如三字細注。成本陽脈實以下。為別章。過者下。無者字。

坊本大作太。其汗下無汗字。

坊本難作鞕。

宜大承氣湯。

食穀欲嘔者。屬陽明也。吳茱萸湯主之。㊟得湯反劇者。屬上焦也。

大陽病。寸關尺脈緩浮弱。其人發熱汗出。復惡寒。不嘔。但心下痞者。此以醫下之也。如其不下者。病人不惡寒而渴。渴者此轉屬陽明也小便數者。大便必鞕。不更衣十日。無所苦也。渴欲飲水。少少與之。但以法救之。渴者宜五苓散。

脈陽微而汗出少者。為自和也。汗出多者。為大過。陽脈實。因發其汗。汗出多者。亦為大過。大過者。為陽絕於裏。亡津液。大便因鞕也。

脈浮而芤。浮為陽。芤為陰。浮芤相搏。胃氣生熱。其陽則絕。

趺陽脈浮而濇。浮則胃氣強。濇則小便數。浮濇相搏。大便則難。其脾為約。麻子仁丸主之。

麻子仁二升　芍藥半斤　枳實炙半斤　大黃去皮一斤　厚朴去皮炙一尺　杏仁去皮尖熬一升

右六味。蜜和丸如梧桐子大。飲服十丸。日三服。（註）漸加以知為度。

大陽病三日。發汗不解。蒸蒸發熱者。屬胃也。調胃承氣湯主之。

傷寒吐後。腹脹滿者。與調胃承氣湯。

大陽病若吐。若下。若發汗後。微煩。小便數。大便因鞕者。與小承氣湯。

和之愈。

得病二三日。脈弱。無大陽柴胡證。煩燥。心下鞕。至四五日。雖能食。

以小承氣湯。少少與之。微和之。令小安。至六日。與承氣湯一升。若

成本無子字。仁作人。

坊本無炙去皮之炙字。去皮尖熬下有別作脂三字。六味下成本玉函有為末煉三字。和作為。梧桐子大成本無梧字。

成本玉函無後字。

坊本燥作躁。與下無之字。

不大便六七日。小便少者。雖不受食。但初頭鞕。後必溏。未定成鞕。攻之必溏。須小便利。屎定鞕。乃可攻之。宜大承氣湯。

傷寒六七日。目中不了了。睛不和。無表裏證。大便難。身微熱者。此為實也 急下之。宜大承氣湯。

陽明病。發熱汗多者。急下之。宜大承氣湯。

發汗不解。腹滿痛者。急下之。宜大承氣湯。腹滿不減。減不足言。當下之。宜大承氣湯。

陽明少陽合病。必下利。其脈不負者。為順也 註 負者失也。互相尅賊。名為負也。 論 脈滑而數者。有宿食也。當下之。宜大承氣湯。

成本玉函受作能。宋本受食下有一云不大便五字細註。

坊本此為實也四字在者急間。

成本脫病字。宋本湯下有一云大柴胡湯六字。

坊本腹滿不減以下為別章。

坊本傍註其脈以下八字在下利下。

成本。喜飢作善餓。宋本成本若脈數不解以下為別章。

宋本。溼在間有一作溫三字細註坊本無□印。

白雲閣本無以為不可下也句有不可汗也當五字。

坊本蒿下有湯字。

發熱者。宋本無者字。

病人無表裏證。發熱七八日。雖脈浮數者。可下之。假令已下。脈數不解。合熱則消穀喜飢。至六七日。不大便者。有瘀血。宜抵當湯。若脈數不解。而下不止。必協熱便膿血也。

傷寒發汗已。身目為黃。所以然者。以寒濕在裏不解故也。以為不可下也。□□□□□□□（註）於寒濕中求之。

傷寒七八日。身黃如橘子色。小便不利。腹微滿者。茵蔯蒿主之。

傷寒身黃發熱者。梔子蘗皮湯主之。

肥梔子十五箇（擘）　甘草一兩（炙）　黃蘗二兩

右三味。以水四升。煮取一升半。去滓。分溫再服。

傷寒瘀熱在裏。身必發黃。麻黃連軺赤小豆湯主之。

麻黃二兩去節 連軺二兩連翹根是也 杏仁四十箇去皮尖 赤小豆一升 大棗十二枚擘

生梓白皮一升切 生姜二兩切 甘草二兩炙

右八味。以潦水一斗。先煮麻黃再沸。去上沫。內諸藥。煮取三升。去滓。

分溫三服。㊟半日服盡

發黃宋本無發字.

連翹以下宋本無也字成本無是字.

成本作甘草一兩.

成本右作已上脫去滓二字.

少陽之為病。成本無為字。坊本少陽病。作少陽中風。

坊本少陽不可發汗以下。合前章為一章。此屬胃三字。在讝語下。胃不和煩而悸六字。在愈下。宋本悸下有一云躁三字。煩上成本玉函有則字。

坊本。上關上三字。在大但間。

辨少陽病

少陽之為病。口苦咽乾目眩也。

少陽病。兩耳無所聞。目赤。胷中滿而煩者。不可吐下。吐下則悸而驚。

傷寒脈弦細。頭痛發熱者。屬少陽。

少陽不可發汗。發汗則讝語。胃和則愈。（此屬胃。胃不和[illegible]而悸）

本大陽病不解。轉入少陽者。脅下鞕滿。乾嘔不能食。往來寒熱。尚未吐下。脈沈緊者。與小柴胡湯。

若已吐下發汗溫針。讝語。柴胡證罷。此為壞病。㊟知犯何逆。以法治之。

三陽合病。脈浮大。（上關上）但欲眠睡。目合則汗。

白雲閣本嘔下有者字。宋本此下有為字。

者欲間有為字。

少陽病欲解以下另為一章，此天頭註釋為葉所加，原本無正文，葉與上段合為一章，原本獨立成章，遵原本格式

傷寒六七日，無大熱，其人躁煩者，此為陽去入陰故也。

傷寒三日，三陽為盡，三陰當受邪，其人反能食而不嘔，此三陰不受邪也。

傷寒三日，少陽脈小者，欲已也。

少陽病欲解時，從寅至辰上。

辨大陰病。坊本大作太。以下準之。

脈陽微。坊本無脈字。

坊本無少字。坊本大陰下有以字。

坊本大陰下有太陰二字。無□印。

辨大陰病

大陰之為病。腹滿而吐。食不下。自利益甚。時腹自痛。若下之。必胸下結鞕。

大陰中風。四肢煩疼。脈陽微陰濇而長者。為欲愈。

大陰病欲解時。從亥至丑上。

大陰病。脈浮者。少可發汗。宜桂枝湯。自利不渴者。屬大陰。其藏有寒故也。當温之。㊟宜服四逆輩。

傷寒脈浮而緩。手足自温者。繫在大陰。當發身黃。若小便自利者。不能發黃。□□□□至七八日。雖暴煩。下利日十餘行。必自止。㊟以脾家實。腐穢當

坊本屬大陰也四字在時痛者下成本大實痛以下為別章。

宋本桂枝下有去皮之二字。

去故也。

本大陽病。醫反下之。因爾腹滿時痛者。屬大陰也桂枝加芍藥湯主之。大實痛者。桂枝加大黃湯主之。

桂枝加芍藥湯

桂枝三兩去皮 芍藥六兩 甘草二兩炙 大棗十二枚擘 生姜三兩切

右五味。以水七升。煮取三升。去滓。溫分三服。㊟本云桂枝湯。今加芍藥。

桂枝加大黃湯

桂枝三兩 大黃二兩 芍藥六兩 生姜三兩切 甘草二兩炙 大棗十二枚擘

右六味。以水七升。煮取三升。去滓。溫服一升。日三服。

大陰為病。脈弱。其人續自便利。設當行大黃芍藥者。宜減之。以其人胃氣弱。易動故也。

宋本故也下有下利者先煎芍藥三沸九字細注。

坊本屬少陰也四字傍註在者虛間。

辨少陰病

少陰之為病。脈微細。但欲寐也。

少陰病。欲吐不吐。心煩但欲寐。五六日。自利而渴者。屬少陰也 虛故引水自救。若小便色白者。少陰病形悉具。㊟ 小便白者。以下焦虛。有寒。不能制水。故令色白也。

病人脈陰陽俱緊。反汗出者。亡陽也。此屬少陰。法當咽痛而復吐利。

少陰病。欬而下利讝語者。被火氣刼故也。小便必難。以強責少陰汗也。

少陰病。脈細沈數。病為在裏。不可發汗。

少陰病，脈微，不可發汗，亡陽故也。陽已虛，尺脈弱濇者，復不可下之。

少陰病，脈緊，至七八日，自下利，脈暴微，手足反温，脈緊反去者，為欲解也。雖煩，下利必自愈。

少陰病，下利，若利自止，惡寒而蜷臥，手足温者，可治。

少陰病，惡寒而蜷，時自煩，欲去衣被者，可治。

少陰中風，脈陽微陰浮者，為欲愈。

少陰病欲解時，從子至寅上。

少陰病，吐利，手足不逆冷，反發熱者，不死。脈不至者，灸少陰七壯。

灸，一本作灸。

少陰病。八九日。一身手足盡熱者。以熱在膀胱。必便血也。

少陰病。但厥無汗。而強發之。必動其血。未知從何道出。或從口鼻。或從目出者。是名下厥上竭。為難治。

成本無者字.

少陰病。惡寒身踡。而利。手足逆冷者。不治。

少陰病。吐利躁煩。四逆者死。

少陰病。下利止。而頭眩。時時自冒者死。

少陰病。四逆。惡寒而身踡。脈不至。不煩而躁者死。

宋本死下有一作吐利而躁逆者死九字細註.

少陰病。六七日。息高者死。

少陰病。脈微細沈。但欲臥。汗出不煩。自欲吐。至五六日自利。復煩

內諸藥、成本脫諸字。

躁。不得臥寐者死。

少陰病。始得之。反發熱脈沈者。麻黃細辛附子湯主之。

麻黃二兩去節　細辛二兩　附子一枚炮去皮破八片

右三味。以水一斗。先煮麻黃。減二升。去上沫。內諸藥。煮取三升。去滓。

温服一升。日三服。

少陰病。得之二三日。麻黃附子甘草湯。微發汗。㊟以二三日無裏證。故微發汗也。

麻黃二兩去節　甘草二兩炙　附子一枚炮去皮破八片

右三味。以水七升。先煮麻黃。一兩沸。去上沫。內諸藥。煮取三升。去滓。

温服一升。日三服。

黃芩二兩。成本玉函千金翼外臺作黃芩一兩。

水六升。成本玉函作五升。

坊本惡寒者字下。有當灸之三字。

成本脫炮字。

坊本。一升上有溫服二字。

少陰病。得之二三日以上。心中煩不得臥者。黃連阿膠湯主之。

黃連四兩　黃芩二兩　芍藥二兩　雞子黃二枚　阿膠三兩 一云三挺

右五味。以水六升。先煮三物。取二升。去滓。內膠烊盡。小冷。內雞子黃。攪令相得。溫服七合。日三服。

少陰病。得之一二日。口中和。其背惡寒者。附子湯主之。

附子二枚 炮去皮破八片　茯苓三兩　人參二兩　白朮四兩　芍藥三兩

右五味。以水八升。煮取三升。去滓。一升。日三服。

少陰病。身體痛。手足寒。骨節痛。脈沈者。附子湯主之。

少陰病。下利便膿血者。桃花湯主之。

坊本温服七合四字在滓字下

逆成本作厥

坊本吳茱萸下有洗字人參二兩作三兩

赤石脂一斤（一半全用一半篩末） 乾姜一兩 粳米一升

右三味以水七升煮米令熟去滓內赤石脂末方寸匕（温服七合）日三服㊟若一服愈餘勿服

少陰病二三日至四五日腹痛小便不利下利不止便膿血者桃花湯主之

少陰病下利便膿血者可刺

少陰病吐利手足逆冷煩躁欲死者吳茱萸湯主之

吳茱萸一升 人參二兩 生姜六兩切 大棗十二枚擘

右四味以水七升煮取二升去滓温服七合日三服

宋本無者字。

少陰病。下利咽痛。胸滿。心煩者。豬膚湯主之。

豬膚一斤

坊本白蜜一斤作白蜜一升。成本玉函脫令字。

右一味。以水一斗。煮取五升。去滓。加白蜜一斤。白粉五合。熬香。和令相得。溫分六服。

成本玉函差下有者字。

少陰病。二三日。咽痛者。可與甘草湯。不差。與桔梗湯。

甘草湯方

甘草二兩

三服坊本作二服。

右一味。以水三升。煮取一升半。去滓。溫服七合。日三服。

桔梗湯方

温分成本玉函千金翼作分温。

成本玉函核下有大字。

成本玉函環作[illegible]。

右成本作已上。

桔梗一兩　甘草二兩

右二味。以水三升。煮取一升。去滓。温分再服。

少陰病。咽中傷生瘡。不能語言。聲不出者。半夏苦酒湯主之。

半夏洗破如棗核十四枚　雞子去黃內上苦酒著雞子殼中一枚

右二味。內半夏著苦酒中。以雞子殼。置刀環中。安火上。令三沸。去滓。少少含嚥之。不差。更作三劑。

少陰病。咽中痛。半夏散及湯主之。

半夏洗　桂枝去皮　甘草炙

右三味。等分。各別擣篩已。合治之。白飲和服方寸匕。日三服。若不能

煮七沸坊本作煎七沸。更煮成本玉函作更煎。成本玉函無半夏有毒以下八字。

成本玉函生下有用字。

成本右作已上。五味作三味。

散服者。以水一升。煮七沸。內散兩方寸匕。更煮三沸。下火令小冷。少少嚥之。（註）半夏有毒。不當散服。

少陰病。下利。白通湯主之。

葱白四莖　乾姜一兩　附子一枚，生去皮破八片

右三味。以水三升。煮取一升。去滓。分溫再服。

少陰病。下利脈微者。與白通湯。利不止。厥逆無脈。乾嘔煩者。白通加豬膽汁湯主之。（註）服湯。脈暴出者死。微續者生。

葱白四莖　乾姜一兩　附子一枚，生去皮破八片　人尿五合　豬膽汁一合

右五味。以水三升。煮取一升。去滓。內膽汁人尿。和令相得。分溫再服。

坊本無自下利以下傍書作疼痛自下利者此為有水氣其人或欬。宋本成本玄作眞。

成本日三服下有後加減法四字。

成本玉函色赤作赤色。坊本通脈回逆湯作通脈四逆湯。

㊟若無膽。亦可用。

少陰病。二三日不已至四五日。腹痛小便不利。四肢沉重疼痛自下利。（自下利者。此為有水氣也）其人或欬。或小便利。或下利。或嘔者。玄武湯主之。

茯苓三兩　芍藥三兩　白朮二兩　生姜三兩切　附子一枚生去皮破八片

右五味。以水八升。煮取三升。去滓。温服七合。日三服。

若欬者。加五味子半升。細辛一兩。乾姜一兩。若小便利者。去茯苓。若下利者。去芍藥。加乾姜二兩。若嘔者。去附子。加生姜。足前為半斤。

少陰病。下利清穀。裏寒外熱。手足厥逆。脈微欲絶。身反不惡寒。其人面色赤。或腹痛。或乾嘔。或咽痛。或利止。脈不出者。通脈回逆湯主之。

成本。面色赤者上有後加減法四字。

成本無脈病皆與以下十一字。宋本。無脈字。坊本四逆二字在病其間。

坊本。等分作十分。

甘草（炙）二兩　附子（生，去皮，破八片）大者一枚　乾姜三兩（強人可四兩）

右三味。以水三升。煮取一升二合。去滓。分温再服。其脈卽出者愈。面色赤者。加葱九莖。腹中痛者。去葱。加芍藥二兩。嘔者。加生姜二兩。咽痛者。去芍藥。加桔梗一兩。利止脈不出者。去桔梗。加人參二兩。註　脈病皆與方相應者乃服之。

少陰病（四逆）其人或欬。或悸。或小便不利。或腹中痛。或泄利下重者。四逆散主之。

甘草（炙）　枳實（破，水漬，炙乾）　柴胡　芍藥

右四味。各等分。擣篩。白飲和服方寸匕。日三服。

成本。欬上有後加減法四字。

坊本。薤白三莖作薤白三升。非。

宋本成本。豬苓下。有去皮二字。滑石下有碎字。

坊本。四物作四味。宋本成本。烊盡作烊消。成本。内下有下字。

欬者。加五味子。乾姜各五分。并主下利。悸者。加桂枝五分。小便不利者。加茯苓五分。腹中痛者。加附子一枚。炮令折。泄利下重者。先以水五升。煮薤白三莖。煮取三升。去滓。以散三方寸匕。内湯中。煮取一升半。分温再服。

少陰病。下利六七日。欬而嘔渴。心煩不得眠者。豬苓湯主之。

豬苓　茯苓　阿膠　澤瀉　滑石各一兩

右五味。以水四升。先煮四物。取二升。去滓。内阿膠烊盡。温服七合。日三服。

少陰病。得之二三日。口燥咽乾者。急下之。宜大承氣湯。

成本玉函可作急。

坊本無傍書作脈弦遲者此胸中實不可下也當吐之。
成本玉函當溫之作急溫之。
坊本無背字。
炙一本作灸。

少陰病。自利清水。色純青。心下必痛。口乾燥者。可下之。宜大承氣湯。

少陰病。六七日。腹脹不大便者。急下之。宜大承氣湯。

少陰病。脈沈者。急溫之。宜四逆湯。

甘草二兩炙　乾姜一兩半　附子一枚生用去皮破八片

右三味。以水三升。煮取一升二合。去滓。分溫再服。

強人可大附子一枚。乾姜三兩。

少陰病。飲食入口則吐。心中溫溫欲吐。復不能吐。始得之。手足寒。脈弦脈弦遲者此胸中實當吐之遲。不可下也。若隔上有寒飲。乾嘔者。不可吐也。當溫之。宜四逆湯。

少陰病。下利。脈微濇。嘔而汗出。必數更衣。反少者。當溫其背上。灸之。

坊本消渴二字在病氣間，無吐蚘二字，傍書食則吐下，有蚘字。

宋本除中下有一云消中四字細註。

辨厥陰病

厥陰之為病，氣上撞心，心中疼熱，飢而不欲食，食則吐，下之利不止。

消渴 吐蚘

厥陰中風，脈微浮，為欲愈，不浮為未愈。

厥陰病，欲解時，從丑至卯上。

厥陰病，渴欲飲水者，少少與之愈。

諸四逆厥者，不可下之，虛家亦然。

傷寒先厥，後發熱而利者，必自止，見厥復利。

傷寒始發熱六日，厥反九日而利，凡厥利者，當不能食，今反能食者，恐為除中，食以索餅，不發熱者，知胃氣尚在，必愈，恐暴熱來出

後三日脈之宋本作後日脈之坊本無□印

厥陰坊本作厥

坊本二三日作一二日成本玉函四五日下有而字

而復去也。後三日脈之。其熱續在者。□期之旦日夜半愈。所以然者。本發熱六日。厥反九日。復發熱三日。幷六日。亦為九日。與厥陰相應。故期之旦日夜半愈。後三日脈之而脈數。其熱不罷者。此為熱氣有餘。必發癰膿也。

傷寒脈遲六七日。而反與黃芩湯。徹其熱。脈遲為寒。今與黃芩湯。復除其熱。腹中應冷。當不能食。今反能食。此名除中。必死。

傷寒先厥後發熱。下利必自止。而反汗出。咽中痛者。其喉為痹。發熱無汗。而利必自止。若不止。必便膿血。便膿血者。其喉不痹。

傷寒二三日至四五日。厥者。必發熱。前熱者。後必厥。厥深者。熱亦

成本玉凾厥冷下。無者字。坊本是下。有也字。
宋本非下。無為字。坊本此為藏厥四字傍書在者非間。此為藏寒四字傍書在時煩下。宋本。時煩下有者字。成本玉凾上入下。無其字。坊本又煩作又煩者蚘聞食臭出。無傍書。
橘按更應作臾。
成本黃連一斤。

深。厥微者。熱亦微。厥應下之。而反發汗者。必口傷爛赤。

傷寒病。厥五日。熱亦五日。設六日。當復厥。不厥者自愈。厥終不過五日。以熱五日。故知自愈。

凡厥者。陰陽氣不相順接。便為厥。註 厥者。手足厥冷者是。

傷寒脈微而厥。至七八日膚冷。其人躁無暫安時者。（此為藏厥）非為蚘厥也。註 蚘厥者。其人當吐蚘。論 令病者靜。（此為藏寒）而復時煩。註 蚘上入其隔。故煩。論 須更復止。得食而嘔。又煩。（煩者蚘聞食臭出）其人當自吐蚘。蚘厥者。烏梅丸主之。註 又主久利。

烏梅三百枚　細辛六兩　乾姜十兩　黃連十六兩　當歸四兩　附子六兩炮去皮

蜀椒四兩出汗　桂枝六兩去皮　人參六兩　黃蘗六兩

右十味，異擣篩，合治之，以苦酒漬烏梅一宿，去核，蒸之五斗米下，飯熟擣成泥，和藥令相得，內臼中，與蜜杵二千下，丸如梧桐子大，先食飲服十丸，日三服，稍加至二十丸，禁生冷滑物臭食等。

傷寒熱少厥微，指頭寒，嘿嘿不欲食，煩躁數日，小便利，色白者，此熱除也，欲得食，其病為愈，若厥而嘔，胸脇煩滿者，其後必便血。

病者手足厥冷，言我不結胸，小腹滿，按之痛者，此冷結在膀胱關元也。

傷寒發熱四日，厥反三日，復熱四日，厥少熱多者，其病當愈，四日至七日，熱不除者，必便膿血。

成本丸作圓。

宋本厥微作微厥，指下有一作稍三字細註。

成本無上者字，熱不除者下有其后二字。

傷寒厥四日。熱反三日。復厥五日。其病為進。寒多熱少。陽氣退。故為進也。

傷寒六七日。脈微。手足厥冷。煩躁。灸厥陰。厥不還者死。

一本灸作灸。

傷寒發熱。下利厥逆。躁不得臥者死。

傷寒發熱。下利至甚。厥不止者死。

傷寒六七日。不利。便發熱而利。其人汗出不止者死。有陰無陽故也。

傷寒五六日。不結胸。腹濡。脈虛。復厥者。不可下。此亡血。下之死。

成本玉函亡上有為字，坊本發熱以下為別章。

發熱而厥。七日下利者。為難治。

傷寒脈促。手足厥逆者。可灸之。

傷寒脈滑而厥者。裏有熱也。白虎湯主之。

手足厥寒。脈細欲絶者。當歸回逆湯主之。

若其人內有久寒者。宜當歸回逆加吳茱萸生姜湯。

又方

當歸三兩　桂枝去皮三兩　芍藥三兩　細辛三兩　甘草炙二兩

通草二兩　大棗二十五枚擘一法十二枚

右七味。以水八升。煮取三升。去滓。溫服一升。日三服。

當歸回逆加吳茱萸生姜湯

厥逆者。宋本無者字。灸。一本作灸。

成本玉函熱下有也字。

當歸回逆湯。坊本作當歸四逆湯。

坊本無又方二字。

宋本分温作温分.

成本玉函心下作心中.

成本玉函悸下有者字.

當歸三兩 芍藥三兩 甘草二兩炙 通草二兩 桂枝三兩去皮 細辛三兩

生姜半斤切 吴茱萸二升 大棗二十五枚擘

右九味。以水六升。清酒六升。和煮取五升。去滓。分温五服。

大汗出。熱不去。内拘急。四肢疼。又下利厥逆而惡寒者。回逆湯主之。

大汗若大下利。而厥冷者。回逆湯主之。

病人手足厥冷。脈乍緊者。邪結在胸中。心下滿而煩。飢不能食者。病在胸中。當須吐之。宜瓜蒂散。

傷寒厥而心下悸。宜先治水。當服茯苓甘草湯。却治其厥。不爾。水漬

坊本寸字在后脈間無與同逆湯四字。為難治三字在者下無屬字作主之。宋本咽喉作喉咽

入胃必作利也。

傷寒六七日。大下後。（寸）脈沈而遲。手足厥逆。與同逆湯。下部脈不至。咽喉不利。唾膿血。泄利不止者。（為難治）屬麻黃升麻湯。

麻黃二兩半（去節）　升麻一兩一分　當歸一兩一分　知母十八銖　黃芩十八銖

萎蕤十八銖（一作菖蒲）　芍藥六銖　天門冬六銖（去心）　桂枝六銖（去皮）　茯苓六銖

甘草六銖（炙）　石膏六銖（碎綿裹）　白朮六銖　乾姜六銖

右十四味。以水一斗。先煮麻黃一兩沸。去上沫。內諸藥。煮取三升。去滓。分溫三服。相去如炊三斗米頃。令盡汗出愈。

傷寒四五日。腹中痛。若轉氣下。趨少腹者。此欲自利也。

成本令作令。
成本令作今。宋本解下有一云設脈浮復緊七字。
一本灸作灸。
小作少。
成本玉凾少陰以下疑為小陰以下。為別章。

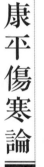

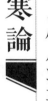

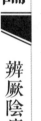

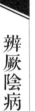

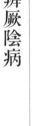

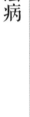

傷寒本自寒下。醫復吐下之。寒格更逆吐下。若食入口卽吐。乾姜黃芩黃連人參湯主之。

乾姜　黃芩　黃連　人參各三兩

右四味。以水六升。煮取二升。去滓。分溫再服。

下利有微熱而渴。脈弱者。令自愈。

下利脈數。有微熱汗出。令自愈。設復緊為未解。

下利。手足厥冷。無脈者。灸之不溫。若脈不還。反微喘者死。小陰負趺陽者。為順也。

下利寸脈反浮數。尺中自濇者。必清膿血。

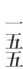

坊本以下利清穀云云之章載上文下利脈沉云云之前

坊本病人以下十七字接前章為一章

成本令作今

下利脈沈弦者。下重也。脈大者。為未止。脈微弱數者。為欲自止。雖發熱不死。

下利清穀。不可攻表。汗出必脹滿。下利脈沈而遲。其人面少赤。身有微熱。下利清穀者。必鬱冒汗出而解。

病人必微厥。所以然者。其面戴陽。下虛故也。

下利脈數而渴者。令自愈。設不差。必清膿血。以有熱故也。

下利後脈絕。手足厥冷。晬時脈還。手足溫者生。脈不還者死。

傷寒。下利日十餘行。脈反實者死。

下利清穀。裏寒外熱。汗出而厥者。通脈四逆湯主之。

金匱白頭翁三兩。

成本脱二宜字。

豉子豉湯。一本作梔子豉湯。橘按豉子鼓明明誤文姑仍照舊樣。

熱利下重者。白頭翁湯主之。

白頭翁二兩　黄蘗三兩　黄連三兩　秦皮三兩

右四味。以水七升。煮取二升。去滓。温服一升。不愈。更服一升。

下利腹脹滿。身體疼痛者。先温其裏。乃攻其表。温裏宜回逆湯。攻表宜桂枝湯。

下利欲飲水者。以有熱故也。白頭翁湯主之。

下利讝語者。有燥屎也。宜小承氣湯。

下利後更煩。按之心下濡者。為虚煩也。宜豉子豉湯。

嘔家有癰膿者。不可治嘔。膿盡自愈。

坊本有下有身字。

宋本汗下無出字。成本玉函其人上有以字。

成本卽作則。

嘔而脈弱。小便復利。有微熱。見厥者。難治。回逆湯主之。

乾嘔。吐涎沫。頭痛者。吳茱萸湯主之。

嘔而發熱者。小柴胡湯主之。

傷寒。大吐。大下之。極虛。復極汗出者。其人外氣怫鬱。復與之水。以發其汗。因得噦。所以然者。胃中寒冷故也。

傷寒噦而腹滿。視其前後。知何部不利。利之卽愈。

辨厥陰病　霍亂

問曰：病有霍亂何？答曰：嘔吐而利，此名霍亂。

問曰：病發熱，頭痛，身疼，惡寒，吐利者，此屬何病？答曰：此名霍亂。霍亂自吐下，又利止，復發熱也。

傷寒，其脈微濇，本是霍亂，今是傷寒，却四五日，至陰經上，轉入陰必利，本嘔下利者，不可治也。欲以大便，而反失氣，仍不利，此屬陽明也，便必鞕，十三日愈。所以然者，經盡故也。下利後當便鞕，鞕則能食者愈，今反不能食，到後經中，頗能食，後過一經能食，過之一日當愈，不愈者，不屬陽明也。

坊本辨下脫厥陰病三字。

坊本霍亂下有者字。

此名，成本玉函作名曰。

成本無下霍亂二字。

坊本復下有更字。

坊本濇下有者字。

欲以之以字作似。不利下有者字。

成本屬上無此字。

成本玉函下利後以下為別章。

坊本後過作復過。

坊本惡寒上無吐利二字。利止亡血也五字在復利下。同逆作四逆。宋本微下有一作口三字。

坊本無吐利二字。霍亂二字冠頭痛上。

成本玉函篩下有為末二字。無子許二字。日三四作日三服。坊本夜一服作夜二服。

吐利惡寒。脈微而復利。（利止亡血也）同逆加人參湯主之。

甘草（炙）二兩　附子（生去皮破八片）一枚　乾姜一兩半　人參一兩

右四味。以水三升。煮取一升二合。去滓。分溫再服。

（霍亂）吐利頭痛發熱。身疼痛。熱多欲飲水者。五苓散主之。寒多不用水者。理中丸主之。

人參　乾姜　甘草（炙）　白朮各三兩

右四味。擣篩。蜜和為丸。如雞子黃許大。以沸湯數合。和一丸。研碎。溫服之。㊟日三四。夜一服。

腹中未熱。益至三四丸。然不及湯。湯法以四物。依兩數切。用水八升。

坊本，若臍上以下百五字接前章，為一章。

坊本，吐利止以下，為别章。坊本無傍書，湯下，有小和之三字。

煮取三升，去滓，温服一升，日三服。

若臍上築者，腎氣動也，去朮加桂四兩，吐多者，去朮加生姜三兩，下多者，還用朮，悸者，加茯苓二兩，渴欲得水者，加朮足前成四兩半，腹中痛者，加人參足前成四兩半，寒者，加乾姜足前成四兩半，腹滿者，去朮加附子一枚，服湯後，如食頃，飲熱粥一升許，微自温，勿發揭衣被。

吐利止，而身痛不休者，當消息和解其外，宜桂枝湯。小和利之

吐利汗出，發熱惡寒，四肢拘急，手足厥冷者，回逆湯主之。

既吐且利，小便復利，而大汗出，下利清穀，内寒外熱，脈微欲絶者，回逆湯主之。

吐已下斷，汗出而厥，四肢拘急不解，脈微欲絶者，通脈回逆加

豬膽汁湯主之。

甘草二兩炙　乾姜三兩強人可四兩　附子大者一枚生去皮破八片　豬膽汁半合

右四味。以水三升。煮取一升二合。去滓。內豬膽汁。分溫再服。其脈卽來 註無豬膽。以羊膽代之

吐利發汗。脈平。小煩者。新虛不勝穀氣故也。

宋本無汁字.

坊本.其脈卽來四字在再服下.

坊本新字上有以字.

小氣坊本作少氣。

宋本花下有花一作眵四字。

成本玉函作右取婦人中裩近隱處。剪燒灰。以水和服方寸匕日三服。小便卽利。陰頭微腫則愈。婦人病。取男子裩當燒灰。

包綿坊本作綿裹。

內大黃成本作加大黃碁子下成本有大字無服之愈三字。

辨陰陽易差後勞復病

傷寒陰陽易之為病。其人身體重。小氣。少腹裏急。或引陰中拘攣。熱上衝胸。頭重不欲舉。眼中生花。膝脛拘急者。燒褌散主之。

婦人中褌近隱處。取燒作灰。

右一味。水服方寸匕。日三服。小便卽利。陰頭微腫。註此為愈矣。婦人病。取男子褌燒服。

大病差後勞復者。枳實梔子湯主之。

枳實三枚炙　梔子十四箇擘　豉一升包綿

右三味。以清漿水七升。空煮取四升。內枳實梔子。煮取二升。下豉。更煮五六沸。去滓。溫分再服。覆令微似汗。註若有宿食者。內大黃如博碁子五六枚。服之愈。

成本玉函熱下有者字。坊本脈浮以下合前章為一章無二少字。

坊本醒作腥。海藻下有洗去鹹三字。成本葶藶下無子字。

成本玉函胸作胃。坊本傍書十字在了宜間。

坊本氣逆間有氣字。成本吐下有者字。

坊本石膏下有一斤二字。玉函成本人參三兩。

傷寒差以後。更發熱。小柴胡湯主之。

脈浮者。少以汗解之。脈沈實者。少以下解之。

大病差後。從腰以下。有水氣者。牡蠣澤瀉散主之。

牡蠣（熬）　澤瀉　蜀漆（煖水洗去醒）　葶藶子（熬）　商陸根（熬）　海藻　括蔞根（各等分）

右七味。異擣下篩為散。更於臼中治之。白飲和服方寸匕。日三服。小便利。止後服。

大病差後。喜唾。久不了了。宜理中丸。（胸上有寒。當以丸藥溫之）

傷寒解後。虛羸少氣。逆欲吐。竹葉石膏湯主之。

竹葉（二把）　石膏　半夏（半升洗）　麥門冬（一升去心）　人參（二兩）　甘草（二兩炙）

粳米半升

右七味以水一斗煮取六升去滓內粳米煮米熟湯成去米溫服一升日三服

病人脈已解而日暮微煩以病新差人強與穀脾胃氣尚弱不能消穀故令微煩損穀則愈

凡療治之方有奇恒之理奧毒藥之化機又經旨之所祕多傳方文字傳法□□□□□□□□□□□□□□□□□□□□□□□□□□□□□□□□□□□□中之學先講家傳之論說而後可令逅四部之教習□也

一本無南山以下十字。

康平三年二月十七日

侍醫丹波雅忠

貞和二年十二月十五日以家祕説授典藥權助畢

和氣朝臣嗣成

南山隱士山秋五徂謹書

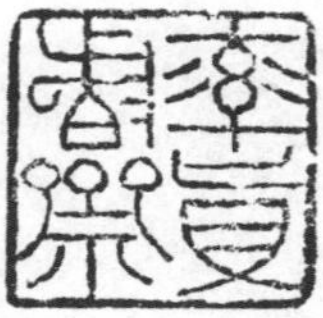

图书在版编目（CIP）数据

康平伤寒论 /（汉）张仲景著 ；熙霞子，姚建飞整理．-- 北京 ：
中国中医药出版社，2021.10
ISBN 978-7-5132-6531-7

Ⅰ．①康… Ⅱ．①张… ②熙… ③姚… Ⅲ．①《伤寒
论》Ⅳ．①R222.2

中国版本图书馆 CIP 数据核字（2020）第 227888 号

中国中医药出版社出版
北京经济技术开发区科创十三街 31 号院二区 8 号楼
邮政编码　100176
传真　010-64405721
山东临沂新华印刷物流集团有限责任公司印刷
各地新华书店经销

开本 787×1092　1/16　印张 11　字数 73 千字
2021 年 10 月第 1 版　　2021 年 10 月第 1 次印刷
书号　ISBN 978-7-5132-6531-7

定价　108.00 元

网址　www.cptcm.com

服 务 热 线　010-64405510
购 书 热 线　010-89535836
维 权 打 假　010-64405753

微信服务号　zgzyycbs
微商城网址　https://kdt.im/LIdUGr
官 方 微 博　http://e.weibo.com/cptcm
天猫旗舰店网址　https://zgzyycbs.tmall.com

如有印装质量问题请与本社出版部联系（010-64405510）